U0904751

名医科普系列丛书

专家图解冠心病

石少虎　刘巍　主编

山东大学出版社

《专家图解冠心病》编委会

顾　问　周玉杰　鹿庆华　李金龙　张传军

主　编　石少虎　刘　巍

副主编　李玉香　张　铀　张鸿雁　杨圣印

编　委　（按姓氏拼音排序）

陈丙欣　李　超　李明霞　刘晓霞

刘晓雪　马永菊　彭国基　秦兰昌

孙　田　孙卫东　田新荣　王伯松

王晓舟　夏立斌　徐　忠　尹　雪

于党杰　张　斌　张凤斌　张　震

赵　静

顾问致辞

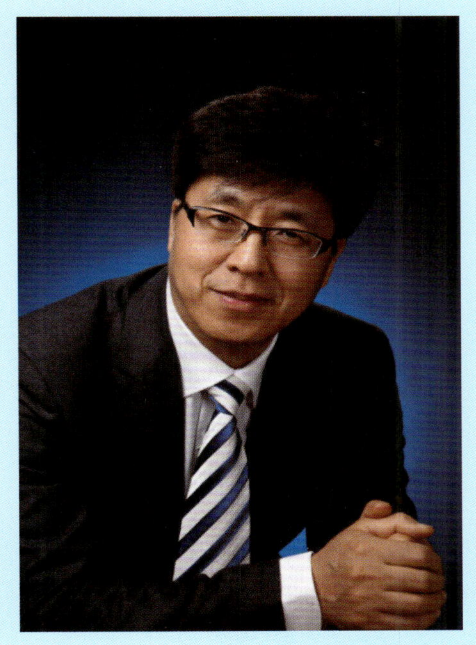

愿倾毕生所学，拂去人间病痛。

——周玉杰

周玉杰，全国著名心血管病专家，首都医科大学附属北京安贞医院副院长，北京市心肺血管疾病研究所常务副所长，北京安贞医院冠心病临床诊疗与研究中心学术负责人，享受国务院特殊津贴专家，主任医师，教授，博士生导师，博士后站负责人，北京学者。曾获“北京市卫生系统领军人才”称号，2017 年获得

“北京学者”的殊荣。任中欧冠心病学院院长；中国医师协会介入心脏病协会主任委员，《心肺血管病杂志》杂志社社长，*Chinese Medical Journal*、*Angiology* 等多家医学杂志的编委，*European Heart Journal*（中文版）副主编。擅长复杂、高难度和高风险的冠心病创新、综合介入治疗及心血管危重症急救，是冠心病和结构性心脏病的国家级介入导师，个人及指导手术量突破 20000 例。

顾问致辞

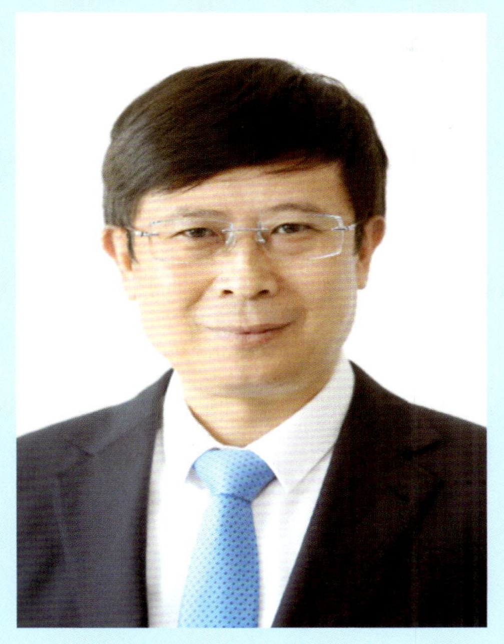

心脏支架　救人无数

心脏康复　任重道远

——鹿庆华

鹿庆华，山东省著名心血管病专家，山东大学第二医院心内科主任，主任医师，教授，山东大学博士生导师。山东省医学会心脏康复分会主任委员，山东省医学会心血管病学分会副主任委员，山东省医师协会心血管介入医师分会副主任委员，美国超声心动图学会

(ASE)委员,《山东大学学报(医学版)》及 *Journal of Cardiovascular Disease* 等多家国内外杂志审稿人,中华人民共和国科技部评审专家。专长于复杂冠状动脉病变的介入诊断与治疗,尤其擅长 CTO 病变、分叉病变、左主干病变的介入治疗;此外,在各种心律失常的心内电生理检查及射频消融术、ICD 植入术、缓慢性心律失常的起搏治疗、心力衰竭左室再同步化治疗(CRT-D)等方面也卓有建树。近年来先后指导博士生、硕士生近 30 名,以第一作者或通讯作者身份发表论文 30 余篇,其中 SCI 收录论文 20 余篇;主编著作4 部,参编 2 部。多次在国内、国际重要学术会议上发言及担任会议主持。

顾问致辞

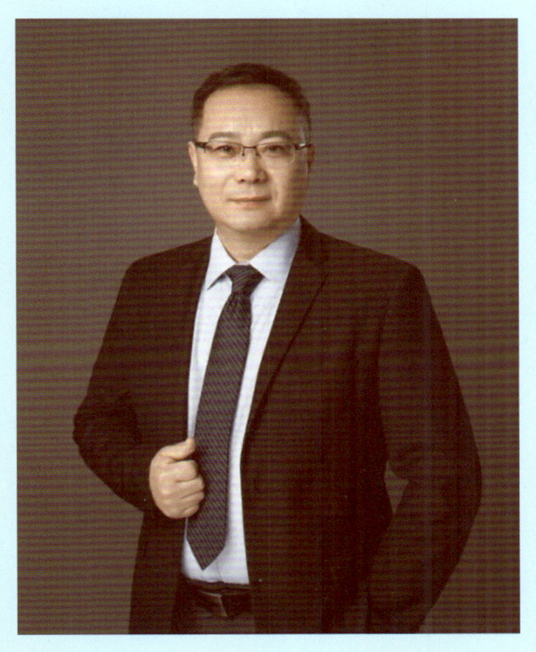

心脏支架是在救“落水者”，我们有义务挽救更多的患者于“落水”之前。

——李金龙

李金龙，山东省著名心血管病专家，泰安市心脏介入领军人物。现为泰安市中心医院心血管内三科主任兼介入放射科主任，主任医师，教授，硕士研究生导师；山东省医学会心脏康复委员会副主任委员，山东省老年医学研究会心血管专业委员会副主任委员，

顾问致辞

泰安市医学会介入心脏病专业委员会主任委员，泰安市首批“泰山医学家”。累计完成各种心脏介入手术10000余例，著书5部，发表SCI及国内核心期刊论文近30篇，获泰安市科技进步奖6项。

顾问致辞

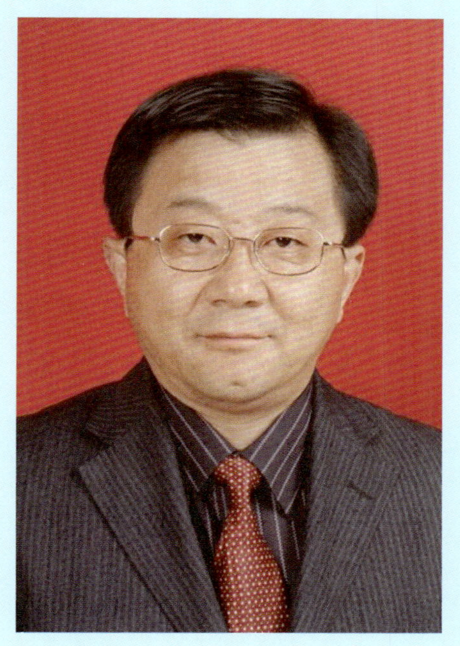

医院，是人民群众生命健康的守卫者。我们有责任加强对冠心病的教育宣传，从预防入手，保护我们每个人的心脏。

——张传军

张传军，山东省新泰市人民医院院长、理事长，山东省新泰市人大常委副主任，副主任医师，泰山医学院兼职副教授，第十三届、十四届泰安市人大代表，2018年被山东省医院协会评为“山东省优秀院长”。

作者简介

主编　石少虎

山东省新泰市人民医院心血管内二科副主任兼胸痛中心医疗副总监，医学硕士，主治医师，中共党员，2010年毕业于青岛大学医学院，2014年赴中国顶尖心脏病医院——北京安贞医院进修学习1年，期间熟练掌握了冠状动脉造影及支架植入术。擅长冠状动脉造影及支架植入术、心脏起搏器植入术等，以及冠心病、高血压、心力衰竭、心律失常、心脏瓣膜病等的治疗。

主编　刘　巍

首都医科大学附属北京安贞医院心内科主任医师，副教授，硕士生导师，博士。1996年毕业于白求恩医科大学临床医学专业，先后在新加坡国立大学Tan Tock Seng医院、日本东邦大学大森医院心血管介入中心、美国休斯敦得州医学中心Methodist医院Debacky心血管中心及得州大学医学部接受过心内科及心血管介入操作培训，并拥有美国行医执照。擅长冠心病的诊治和结构性心脏病的介入治疗。同国内著名心血管病专家周玉杰教授共同开展了左心室降落伞治疗心梗后室壁瘤的介入治疗，首次在国内应用新型激光导管治疗钙化及支架内再狭窄等高危病变。作为第一负责人承担国家自然基金，以第一作者及责任作者的身份发表英文SCI文章20篇，主编著作3本。系中国青年医师OCT

俱乐部主席，担任《中西医结合心血管病杂志》副主编、*Journal of Cardiovascular Disease* 副主编、《中国医药》杂志社英文编辑等社会职务。

副主编　李玉香

山东省新泰市人民医院心血管内二科副主任医师，副教授。山东大学硕士研究生，毕业后一直在新泰市人民医院工作，在临床工作中不断探索，积累了丰富的临床经验，深受广大患者和家属好评。2008 年被评为新泰市“优秀知识分子”和“优秀医生”，2011 年获新泰市科技进步奖三等奖。擅长诊治各种心律失常、高血压、冠心病、风湿性心脏病、心肌炎、血栓性疾病、心血管介入治疗、心理康复等。

副主编　张　铀

山东省新泰市人民医院心血管内二科主任，副主任医师，副教授。1989 年毕业于潍坊医学院医疗系，毕业后在新泰市人民医院工作，已在临床工作近 30 年，擅长心血管常见病，多发病如冠心病、高血压、心律失常、心肌炎、瓣膜病等的诊治，尤其擅长复杂冠心病的介入治疗，心肌梗死、心力衰竭的救治，心源性休克、猝死的救治与预防，永久起搏器的置入等。

作者简介

副主编　张鸿雁

医学硕士，山东省新泰市人民医院副院长兼心内科主任，主任医师，教授。从事心血管诊疗工作25年，对心血管疾病的诊疗具有极其丰富的临床经验。任中国中医药研究促进会中西医结合心血管病预防与康复专业委员会常务委员，山东省医学会第一届心脏康复分会委员，山东省老年学会第一届医疗护理分会副主任委员，泰安市心血管专业委员会副主任委员等，发表学术论文10余篇，其中SCI论文2篇；获国家专利2项，市级科技进步三等奖2项，主编、参编著作2部。个人先后获得“山东省三八红旗手”“泰安市优秀共产党员”“新泰市十大杰出青年”“泰安市专业技术拔尖人才”等荣誉称号。

副主编　杨圣印

山东省新泰市人民医院心内一科副主任，主治医师。2009年毕业于苏州大学，获得硕士学位。毕业后在新泰市人民医院工作，一直从事心血管疾病的临床及教学、科研工作。2017年于北京阜外医院进修学习冠心病介入治疗半年，多次参加全国及省市组织的心血管疾病学术会议，在工作中不断学习及探索，具有丰富的临床经验。

序 言

据统计，目前中国平均每10秒钟就有1人死于心血管疾病。可以说，心血管疾病是我国居民的头号杀手。《中国心血管病报告2016》中指出：心血管病的死亡率已居于首位。冠心病全称“冠状动脉粥样硬化性心脏病”，是心血管疾病中最常见的类型，也是目前临床上危害最大的常见病、多发病之一。

随着我国人民生活水平的提高，冠心病这种“富贵病”的发病率也越来越高。近年来，其发病亦有逐渐年轻化的趋势。在新闻报道的“年轻人猝死”的最常见原因中，心源性猝死（心脏病）居首位，而一个年轻人的猝死离世，往往会给数个家庭带来沉重的痛苦与灾难。

总之，积极防治冠心病，降低冠心病的发病率与死亡率这一任务已刻不容缓。

本书主编均为资深的心血管内科医生，他们临床经验丰富，接诊患者时认真负责，并且勤于学习，善于总结，对心血管疾病领域的新进展把握到位。他们在繁杂的临床工作之余，牺牲自己的休息时间，结合临床工作中接诊患者的各种疑问，著成此书。

本书内容丰富，图文并茂，浅显易懂，希望能在冠心病防治知识的宣传和普及方面发挥一定的作用。

在此，我们衷心地将此书推荐给各位读者，以期让大家掌握正确的预防冠心病的知识，不受各种谣言、网络流言的困扰。最后，也祝愿各位读者健康长寿，拥有一颗更健康、更强大的“心”！

周玉杰（首都医科大学附属北京安贞医院　副院长）

张传军（山东省新泰市人民医院　院长）

2018 年 10 月 6 日

序言

据统计，目前中国平均每10秒钟就有1人死于心血管疾病。可以说，心血管疾病是我国居民的头号杀手。《中国心血管病报告2016》中指出：心血管病的死亡率已居于首位。冠心病全称“冠状动脉粥样硬化性心脏病”，是心血管疾病中最常见的类型，也是目前临床上危害最大的常见病、多发病之一。

随着我国人民生活水平的提高，冠心病这种“富贵病”的发病率也越来越高。近年来，其发病亦有逐渐年轻化的趋势。在新闻报道的“年轻人猝死”的最常见原因中，心源性猝死（心脏病）居首位，而一个年轻人的猝死离世，往往会给数个家庭带来沉重的痛苦与灾难。

总之，积极防治冠心病，降低冠心病的发病率与死亡率这一任务已刻不容缓。

本书主编均为资深的心血管内科医生，他们临床经验丰富，接诊患者时认真负责，并且勤于学习，善于总结，对心血管疾病领域的新进展把握到位。他们在繁杂的临床工作之余，牺牲自己的休息时间，结合临床工作中接诊患者的各种疑问，著成此书。

本书内容丰富，图文并茂，浅显易懂，希望能在冠心病防治知识的宣传和普及方面发挥一定的作用。

在此，我们衷心地将此书推荐给各位读者，以期让大家掌握正确的预防冠心病的知识，不受各种谣言、网络流言的困扰。最后，也祝愿各位读者健康长寿，拥有一颗更健康、更强大的“心”！

周玉杰（首都医科大学附属北京安贞医院　副院长）
张传军（山东省新泰市人民医院　院长）
2018 年 10 月 6 日

前　言

对人的生命健康来讲，如果说有一件事比“治病”更重要，那一定是“防病”；如果说有一件事比“吃药打针”更重要，那一定是“调整生活方式”。同样，对一个医生来讲，如果说有一件事比“认真看病”还重要，那一定是“正确的医学宣传教育”。

然而，目前在各级医院里，医生大都是极其忙碌和疲惫的，他们忙于看病，忙于沟通，忙于思考，忙于繁杂的病历书写，忙于发表论文，忙于应对各种检查……医生不仅在身体、工作时间方面都在超负荷运转，还背负着“不许出错”“不要引起纠纷”“不能误诊”等沉重的思想和精神负担，所以近年来，青年医生猝死的新闻也是屡有报道。

我国劳动法规定：“国家实行劳动者每日工作时

间不超过8小时、平均每周工作时间不超过44小时的工时制度”，但医生群体的工作时间普遍超过这一标准，近七成医生每周工作时间超过50小时，而且基本都是在高压状态下进行的。

可想而知，在如此沉重的临床工作负担下，医生很难有时间和精力去进行系统科学的医学宣传教育。况且，医学宣传教育这项工作需要耗费相当的精力且见效慢，还没有相应的报酬与奖励机制。在日常临床工作本就极其繁忙的状态下，仅仅依靠医生的责任感和使命感根本难以长期维系。

如果我们把临床医生分为“科研型临床医生”“治病型临床医生”“科普型临床医生”三类，那么在当前的卫生体制下，“科研型临床医生”是最受青睐的，因为他们把精力用在了“科研”上，写出了一些科研文章，能晋级职称，获得肯定；“治病型临床医生”兢兢业业地治病救人，认真学习看病技巧或者手术技能，工作也是极其繁忙；而“科普型临床医生”则完全是“费力不讨好”——临床工作本就繁忙劳累，何苦再自找麻烦去进行科普宣教呢？很多医生认为，还不如拖着疲惫的身体，留着精力去学学如何写科研文章，还能晋级职称，或者不如去学习一下看病与手术技巧，获得自我提升。

其实，医学科普、医学宣传教育是医学中极其重要，甚至是最重要的一件事，是“功在当下、利在千秋”的一件事。如果这件事做好了，可以大大提升国民体质，降低各种疾病的发病率，从而大大节约医疗成本，节省医疗资源。

美国心脏协会（AHA）曾有一个形象的比喻：心血管疾病好比一条泛滥成灾的河流，患者就是落水者。为了挽救这些落水者，心血管专科医生拼命地研究打捞落水者的先进器具及打捞本领（药物、支架、搭桥等手段），却忘了更应该采取措施，预防于患者“落水”之前。

在践行“防病大于治病”这条重要医疗理念的道路上，我们仍然任重道远。

在繁杂的临床工作之余，编者著成此书。本书侧重冠心病的基础防治知识，利用大量漫画与文字，希望能实现对冠心病防治知识的科学普及与宣传，旨在让广大读者能从中受益。

因时间仓促，本书在编写中难免有疏漏与不当之处，在此特敬请各位同行、读者批评指正，不吝赐教。

编　者

2018 年 10 月 20 日

目录

第一章　您了解心脏和冠心病吗？ …………… (1)

一、有关“心脏”的小知识 ………………………… (1)

(一)“心肌缺血”是啥意思？ ……………… (1)

(二)心脏在人体中主要起什么作用？ …… (5)

(三)心脏中都有什么结构？ ……………… (7)

(四)心脏自身需要血液吗？ ……………… (8)

(五)心脏主要的血管有几条？ …………… (9)

(六)心脏血管如“水管” ………………… (10)

(七)心脏血管也会“生锈” ……………… (11)

二、冠心病的医学定义 ………………………… (12)

三、冠心病的危害 ……………………………… (18)

(一)急性冠心病：易导致急性心肌梗死、猝死 ………………………………………… (18)

(二)慢性冠心病:导致心力衰竭(心衰) …(23)
四、冠心病的类型 ……………………………(27)
五、真实案例 ……………………………………(29)

第二章 我得的到底是不是“冠心病”? ………(37)

一、冠脉造影 ……………………………………(45)
二、冠脉CTA(冠状动脉强化CT) ……………(47)

第三章 大夫,我这冠心病是怎么得的啊? …(55)

第四章 冠心病怎么治? ………………………(61)

一、总 论 ………………………………………(61)
(一)调整生活方式是关键 ……………………(63)
(二)调整生活方式的关键点:管住嘴,迈开腿 ………………………………………………(64)
(三)真实案例 …………………………………(65)
二、药物治疗是基础 …………………………(67)
三、介入(心脏支架)治疗 ……………………(69)

(一)心脏支架植入 ………………………… (71)

(二)心脏支架实物图 ……………………… (73)

(三)心脏支架的实际植入过程 ………… (75)

(四)心脏支架植入前后对比 …………… (78)

四、外科心脏搭桥手术治疗 ………………… (88)

第五章 关于支架问题的“问”与“答” ………… (92)

一、心脏支架:救人无数,却又为何“臭名远扬”?
………………………………………… (92)

二、放上支架后,是不是啥也不能干了?人是
不是就成了“废人”了? ………………… (93)

三、支架能持续使用多长时间? …………… (95)

四、是不是放了心脏支架,冠心病就好了,就不
用天天吃药了? ………………………… (95)

五、放了心脏支架的血管和其他血管还会堵吗?
………………………………………… (96)

六、放了支架后,是不是要一辈子吃药保护支架?
………………………………………… (96)

七、放了心脏支架后，支架再堵了怎么办？
…………………………………………… (97)
八、支架在国外是不是已经被淘汰了？ …… (97)
九、心脏支架植入后，人体会有排斥反应吗？
…………………………………………… (100)
十、如果剧烈活动或咳嗽，支架会脱落/移位吗？
…………………………………………… (100)
十一、支架手术后会感觉心前区不适，这是正常的吗？不适会持续多长时间？ ……… (100)
十二、支架术后，需要做其他手术怎么办？ … (101)
十三、放了支架后，发热、感冒该如何用药？
…………………………………………… (101)
十四、国产支架质量可靠吗？与进口支架区别大吗？
…………………………………………… (101)
十五、就心脏支架手术而言，国产支架、进口支架都能报销吗？ ……………………… (102)
十六、心脏支架手术后，能做核磁共振检查吗？
…………………………………………… (102)

十七、心脏支架手术后，能做胃镜吗？需要做胃镜时怎么办？ …………………………… (102)
十八、在美国，放个心脏支架很便宜(几千块钱)，是真的吗？ …………………………… (103)

第六章　心脏支架植入后注意事项 ………… (105)

一、压脉器管理 ………………………………… (105)
二、术后适当多饮水…………………………… (106)
三、避免术侧手提重物………………………… (106)
四、冠心病五大处方…………………………… (107)
五、定期复查 …………………………………… (108)
(一)复查时间 ………………………………… (108)
(二)随诊复查项目 …………………………… (108)
(三)随诊注意事项 …………………………… (108)
六、心脏康复 …………………………………… (109)

第七章　心脏支架植入术后常用药物介绍 …… (113)

一、心脏支架植入术后药物服用原则 ………… (113)

二、心脏支架植入术后常用药物介绍 …………（123）
(一)阿司匹林 ……………………………（123）
(二)替格瑞洛或氯吡格雷 ……………（128）
(三)他汀类药物 …………………………（130）
(四)β受体阻滞剂(美托洛尔等) ………（132）
(五)血管紧张素转化酶抑制剂及血管紧张素受体拮抗剂 ……………………………（134）
(六)硝酸酯类药物 ………………………（134）
(七)其他药物(降压、降糖药) …………（135）
三、治心脏病的这些药,是饭前吃,还是饭后吃? ……………………………………（136）

第八章　心脏病突然发作(胸闷、胸痛)的自我急救措施 ……………………………（139）

第九章　患者家属应掌握的急救技能——心肺复苏 ……………………………（140）

第一章　您了解心脏和冠心病吗？

一、有关"心脏"的小知识

（一）"心肌缺血"是啥意思？

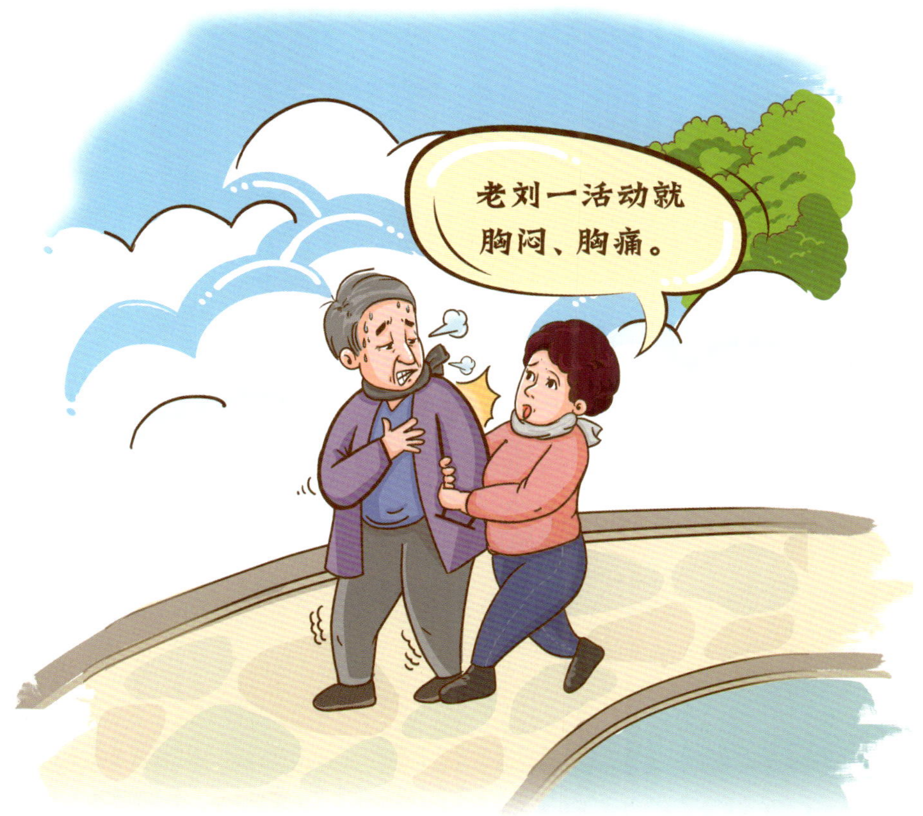

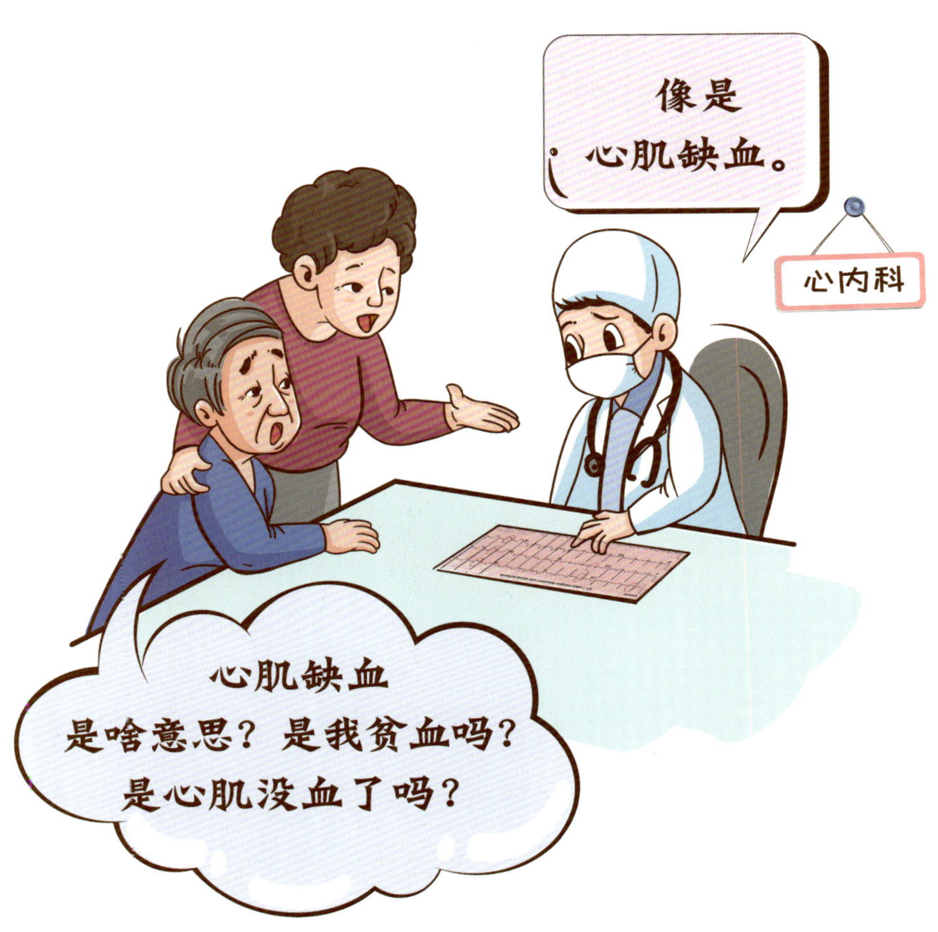
像是
心肌缺血。
心内科
心肌缺血
是啥意思？是我贫血吗？
是心肌没血了吗？

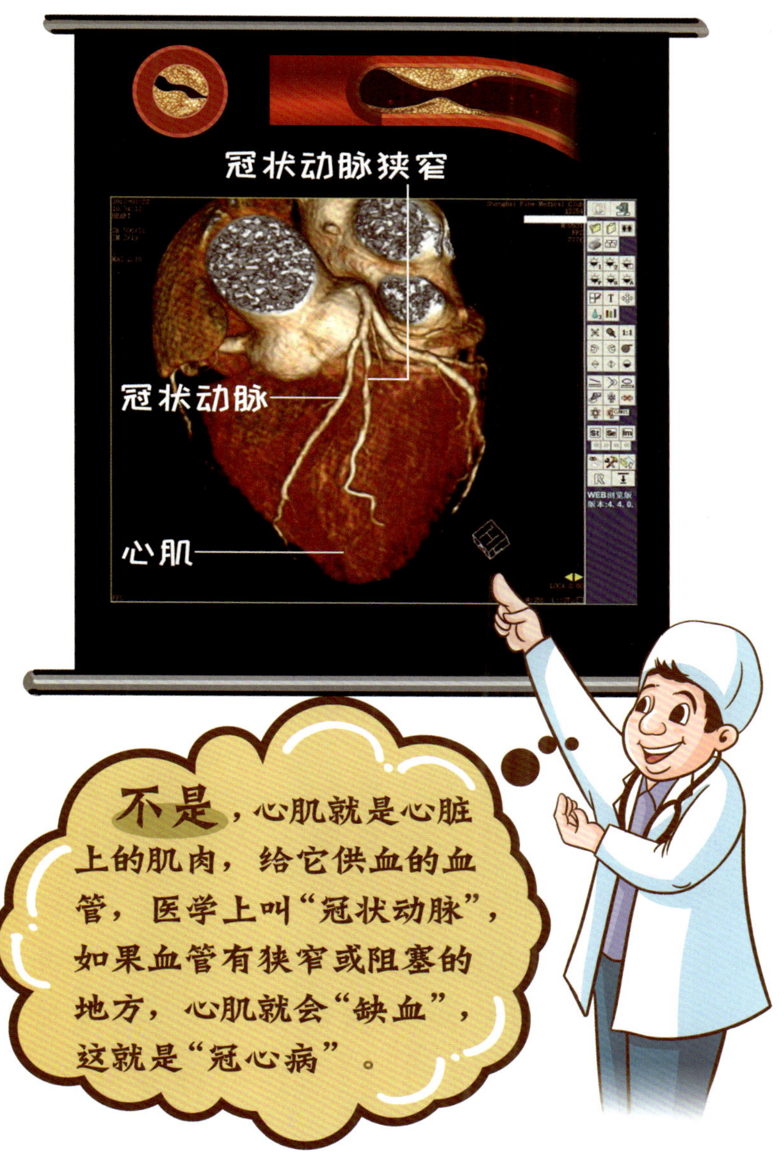
冠状动脉狭窄
冠状动脉
心肌
不是，心肌就是心脏上的肌肉，给它供血的血管，医学上叫“冠状动脉”，如果血管有狭窄或阻塞的地方，心肌就会“缺血”，这就是“冠心病”。

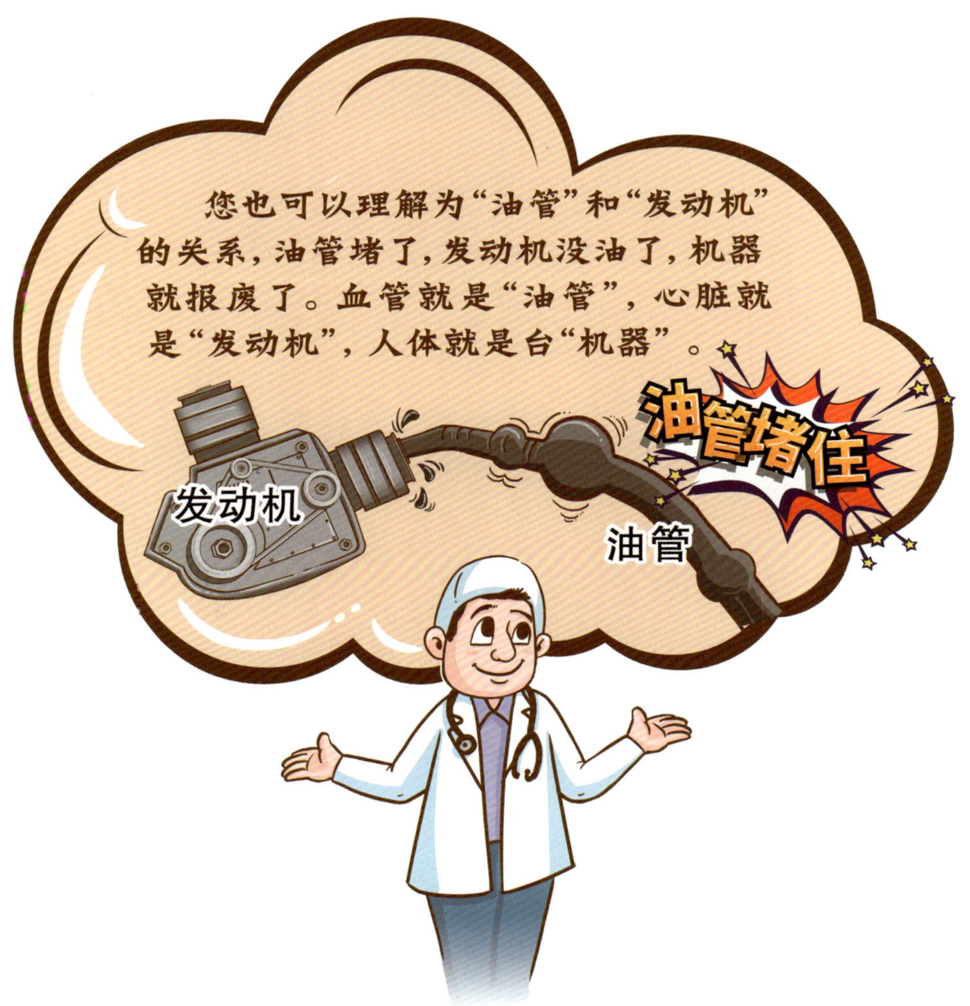

如果我们心脏上的血管完全堵了，
就像“油管”突然全堵了，
心脏这台“发动机”就不工作了，
这就是医生所说的“心肌梗死”，
它可以导致患者突然死亡，危险性极大。

（二）心脏在人体中主要起什么作用？

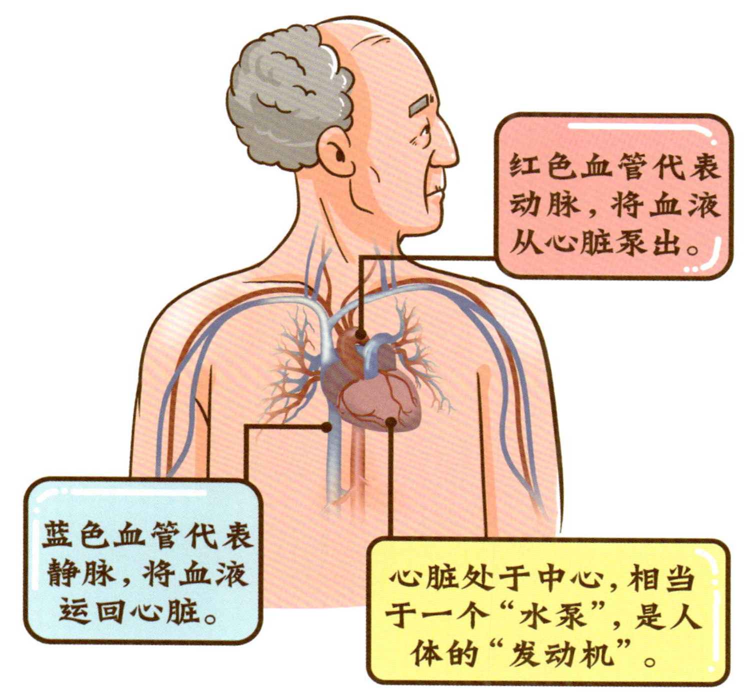

有人形容心脏是人体的“水泵”，负责接收各个器官回流的血液，再将这些血液“泵”到各个器官中去。血液中携带有各个器官所需的养料、氧气等。

心脏是人体的“发动机”，供应着人体各个器官所需要的血液，其重要性不言而喻。如果心脏停止跳动了，人也很快就会死亡。

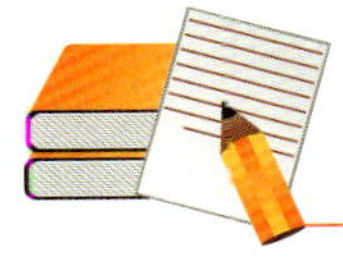

小知识

什么是“植物人”？

顾名思义，所谓“植物人”是指人体处于与植物相似的状态，也被称为“不可逆昏迷”，一般是由脑组织严重损伤引起的。植物人能维持呼吸、心跳、血压等，对外界刺激也能产生一些本能的反射，但人体已没有主观意识和思维。

人的脑组织丧失了功能还能持续数月、数年不死亡，但人的心脏一旦停止跳动，则会很快死亡。可见，心脏对维持人体生命发挥着极为重要的作用。

(三)心脏中都有什么结构?

● 心脏结构很复杂,有肌肉(心肌)、血管、瓣膜、电传导通路等。

● 和冠心病关系最密切的是肌肉和血管。

● 心脏血管(冠状动脉)给心脏肌肉提供血液、氧气和营养物质(见图 1-1)。

● 心脏肌肉收缩可以将血液泵到人体的各个器官中去。

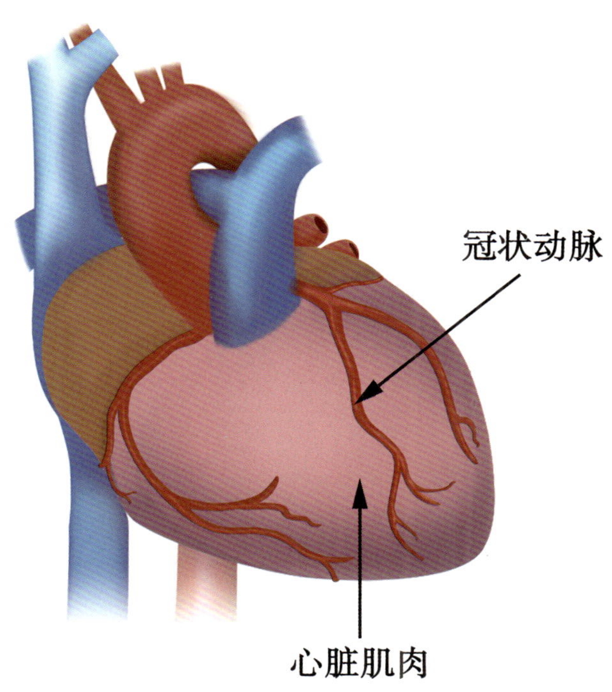

图 1-1　冠状动脉给心肌供血示意图

（四）心脏自身需要血液吗？

心脏当然也需要血液。心脏的每一次跳动都需要消耗能量和氧气，这些都是通过血管运输过来的血液提供的。给心脏供血的血管在医学上称为“冠状动脉”，它们在心脏表面把整个心脏包绕起来，给心脏的肌肉供血（见图 1-2）。

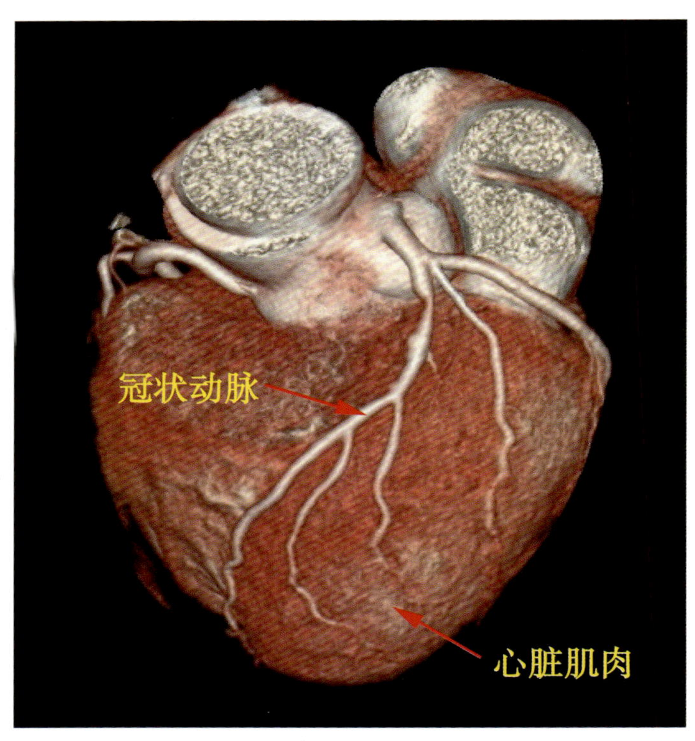

图 1-2　冠状动脉给心肌提供血液（三维重建图）

(五)心脏主要的血管有几条?

如图 1-3 所示,给心脏供血的血管主要有三个大分支(主要血管):前降支("老大")、回旋支("老二")、右冠状动脉("老三")。

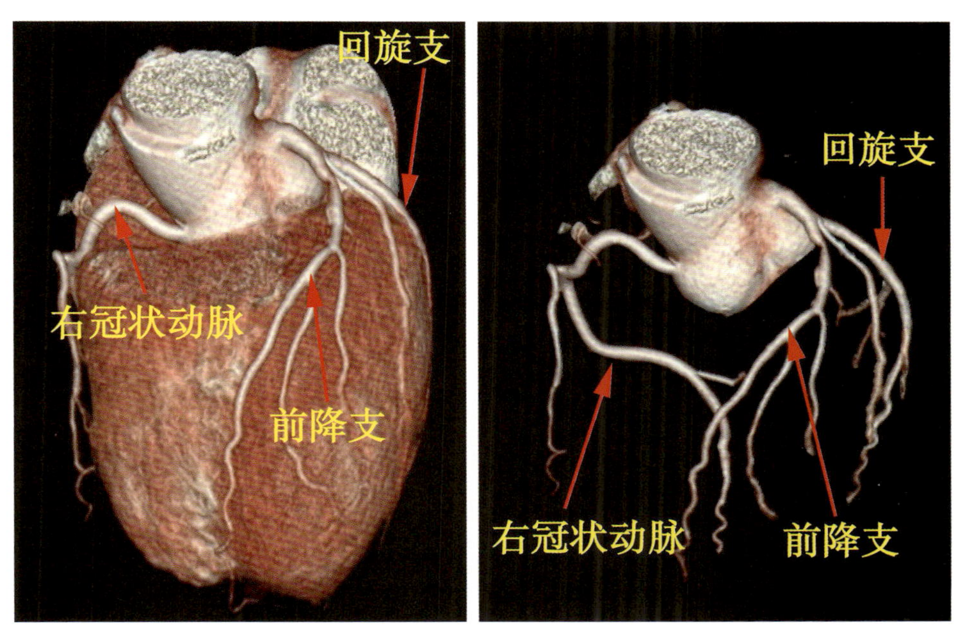

图 1-3　心肌血管三维重建图

这三条主要血管犹如"三兄弟",共同承担着给心脏供血的任务。

(六)心脏血管如“水管”

有人曾形象地把心脏血管比作“水管”。水管是运输水的,心脏血管是运输血液的。

正常情况下,水管里没有水锈,管壁光滑通畅,水能正常流动。但是,许多水管在使用过程中却慢慢生锈了(见图 1-4)。生锈的水管中,水流必定不畅,影响向用户供水。

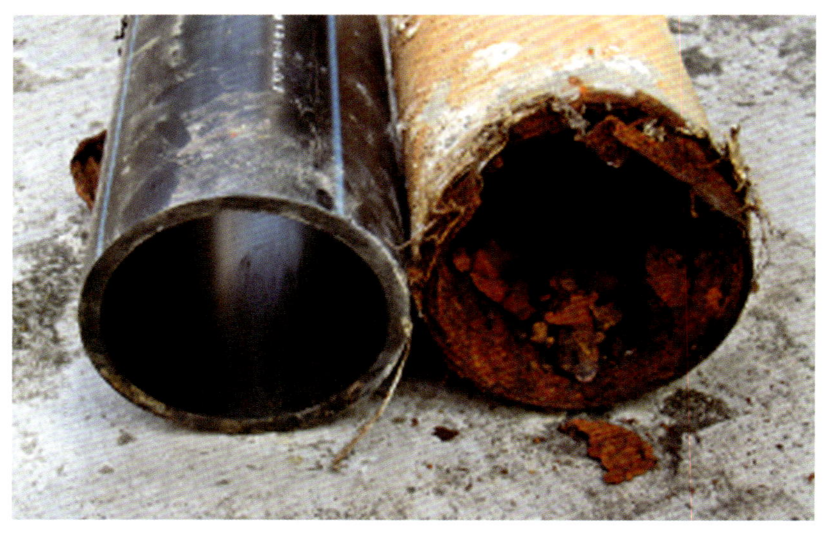

图 1-4　光滑的水管(左)和生锈的水管(右)

(七)心脏血管也会“生锈”

我们几乎每个人生来都有光滑通畅的心脏血管，如图 1-4 中光滑的水管一样。但是，在漫长的人生岁月里，由于种种原因，许多人的心脏血管也像用久的水管一样，“生锈”了。

血管里的“锈”在医学上叫“斑块”，如图 1-5 所示。

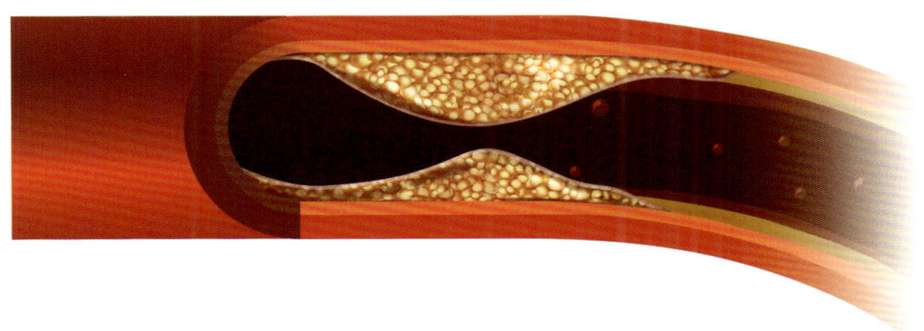

图 1-5　血管内斑块示意图

血液是通过血管运输的。血管里的斑块会让血管变得狭窄(见图 1-6)，影响血液运输和流通，血液通过总量减少便无法满足组织器官的需求。

给心脏供血的血管(冠状动脉)如果出现狭窄，血液通过减少，心肌就会出现供血不足，表现为“心肌缺血”。

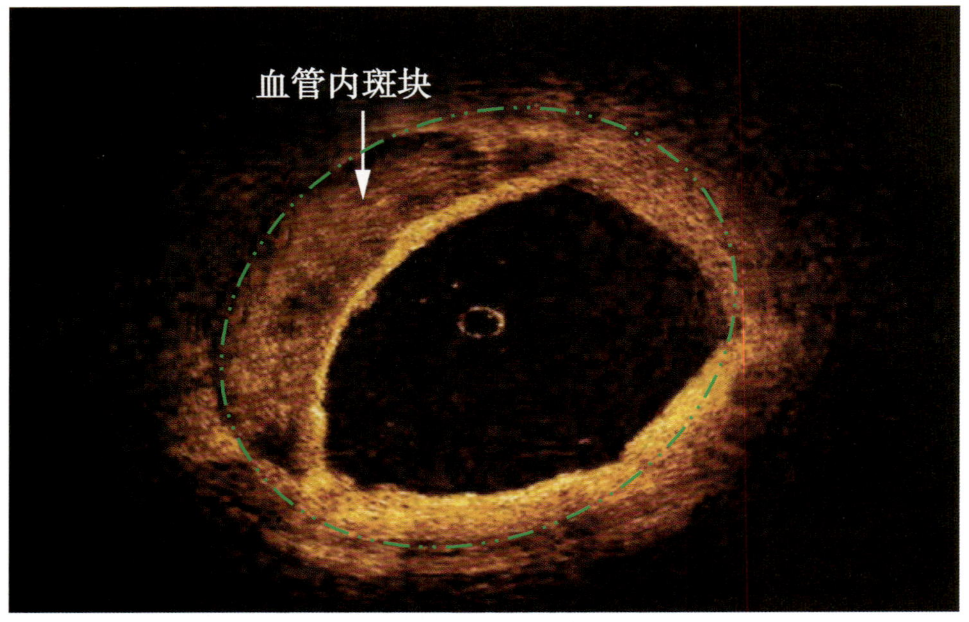

图 1-6　应用先进技术(光学相干断层成像技术,简称“OCT”)看见的血管内斑块真实影像(绿色小圈内为血管管腔原先大小)

二、冠心病的医学定义

冠心病是指冠状动脉(心脏血管)发生粥样硬化引起管腔狭窄或闭塞,导致心肌缺血、缺氧或坏死而引起的心脏病(见图 1-7)。

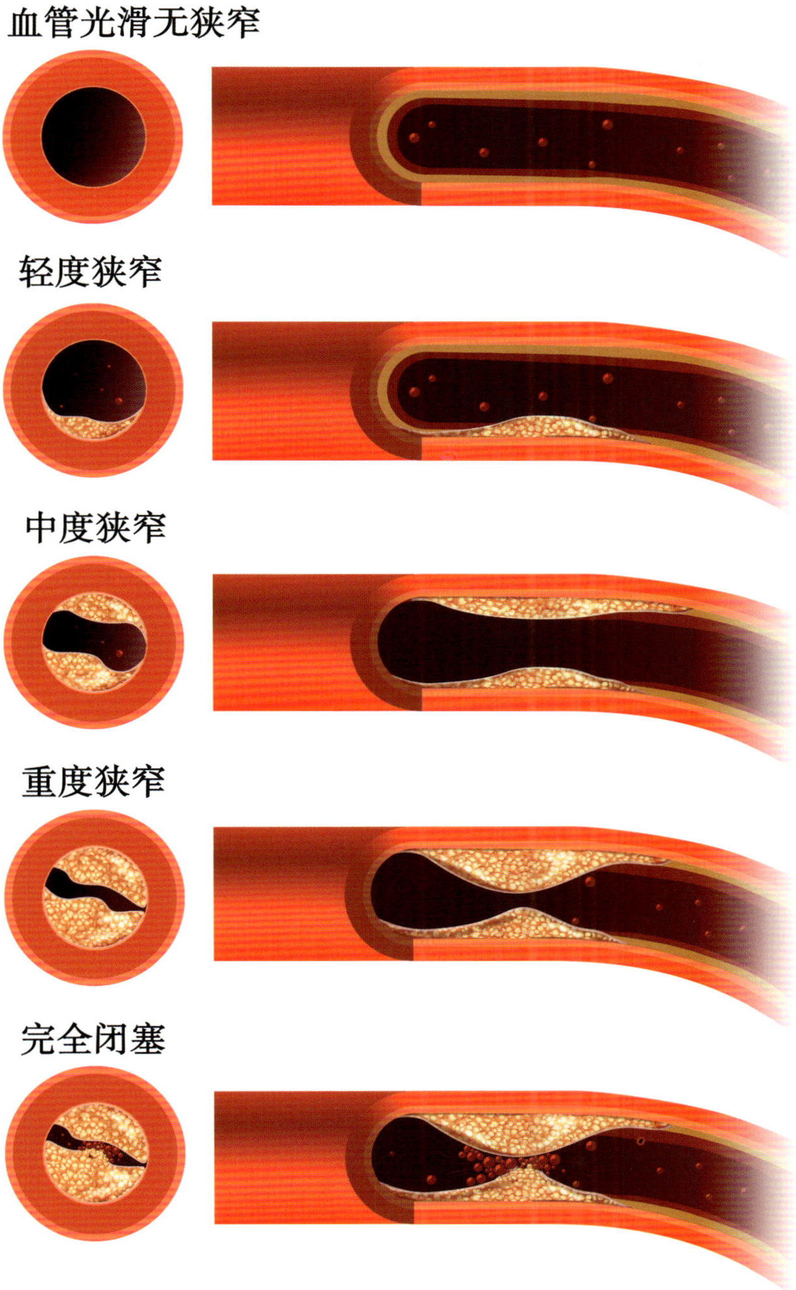

血管光滑无狭窄

轻度狭窄

中度狭窄

重度狭窄

完全闭塞

图 1-7　冠心病血管病变的发展

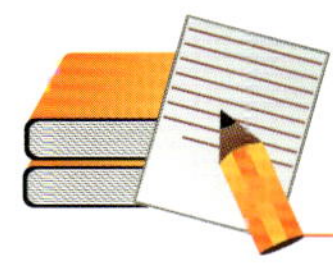

专家答疑

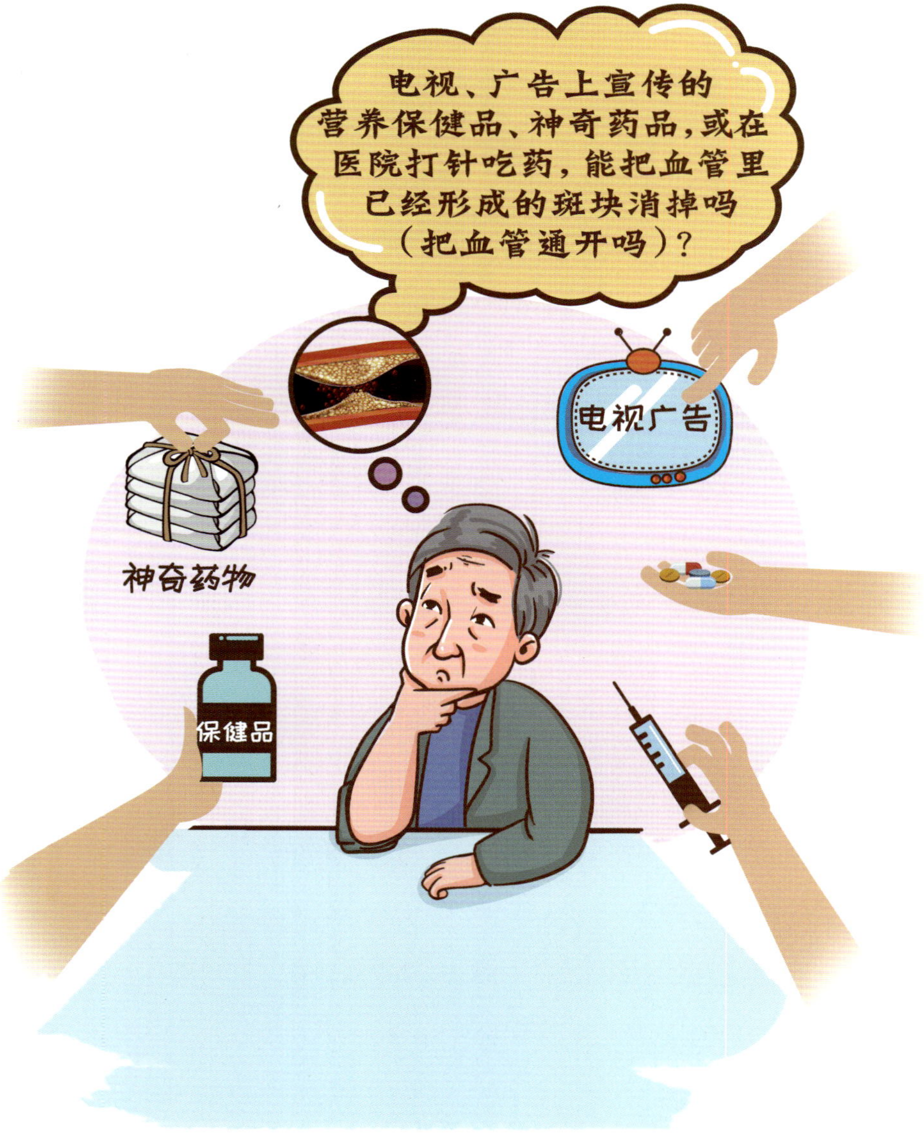

电视、广告上宣传的营养保健品、神奇药品，或在医院打针吃药，能把血管里已经形成的斑块消掉吗（把血管通开吗）？

1

问：通过吃药打针，堵住的血管还能通开吗？

答：不会。

北京安贞医院心血管内科主任医师刘巍解答：心脏血管发生急性堵塞的情况称为“急性心肌梗死”，在发病12～24小时内，如果符合条件，可以应用特定的药物进行溶栓，有让血管再通的可能。但是，慢慢生长起来的斑块导致血管堵塞的时间较长，目前尚无任何药物能让斑块消失（血管通开）。

斑块不是一天形成的，并且在斑块外面有一层“膜”在保护斑块，一旦形成斑块之后，吃药打针也无法再消掉，一般只会越来越严重。

部分西药（如他汀类药物）能控制斑块的生长速度，阻止其进展，但一般很难逆转。总之，吃药打针不会让斑块消掉，血管也不会变得更通畅。

网上有很多诋毁“心脏支架”的负面言论，可能到最后人们才发现，其不过是想推销一下自己的“疗法”，大部分是某种“神奇药物”。这都是骗人的。

请不要轻信广告，而要相信正规医院，尤其是公立医院的心血管内科医生。

2

问:“心脏血管堵,是因为血液里有毒素或垃圾吗?抽出血把毒素垃圾清理一下,再输回去,这样有效果吗?”

答:血管堵塞是多方面原因导致的,但并不是因为血液里有“毒素、垃圾”。清理血液再输回体内目前并无依据。所谓“清理毒素、垃圾”的说法,是骗人花钱的谎言。

谎言一:血液里有“毒素”,有“垃圾”。我们的血液中并无“毒素、垃圾”,有的是人体正常代谢产生的代谢废物,其大多由肾脏排出,对人体并无损伤。多喝水可以促进代谢废物排出,而某些保健品、排毒胶囊等均无法促进代谢废物排出。

谎言二:堵塞血管是因为垃圾、油脂过多。血管堵塞是多方面原因导致的。长期吸烟、高血压、糖尿病、高血脂、肥胖等会对我们的血管产生损害,最终在血管壁上形成斑块、堵塞血管。油脂过多(高血脂)仅是其中的一个原因,而且某些保健品、排毒胶囊、“神奇药物”等所谓的能清理油脂并无确切依据。

谎言三:某些保健品、“神奇药物”可以清理血液中的毒素。这是骗人的,理由同上。

谎言四:我们需要排毒或者抽血清理“垃圾、毒素、油脂”。服用药品、保健品排毒,抽血清理“垃圾、毒素、油脂”的说法并无证据,因而也是骗人的。

总之,合理饮食,戒烟戒酒,适当运动,控制“三高”(高血压、高血糖、高血脂)才是保持血管健康的根本。

3

问:用“网络搜索”自己看病,可以吗?

答:不行!随着网络越来越发达,有些人觉得哪儿不舒服了,打开网络搜索一下,小的问题可能自己就解决了。但是,当面临重要的医疗决策,或者想把病看明白时,用“网络搜索”可不行。

医学作为一个专业性极强的领域,不适合用“网络搜索”的方法自己琢磨着看病。经常出现的情况是,在网络上搜索同一个问题,会得出五花八门的答案,甚至给出完全相反的回答,让人越看越糊涂。况且,就算某一方面的回答占主导,也不一定就是正确的。对此,编者建议:

(1)看病,还是首选公立医院。公立医院受国家卫生部门的严格管制与调控,服务可能不是最好的,但医疗质量一般都会有很好的保证。

(2)要相信公立医院的医生。公立医院对医生的准入门槛往往比较高,大部分医生都是在正规医学院校接受过规范化培训的本科生、研究生等,并且需要经过层层考核,医生的知识更加系统,更加可信。此外,公立医院对院内医生的监督、管理、定期考核等相对来说也更加规范、严格,这在某种程度上也督促着院内医生规范行医。

三、冠心病的危害

（一）急性冠心病：易导致急性心肌梗死、猝死

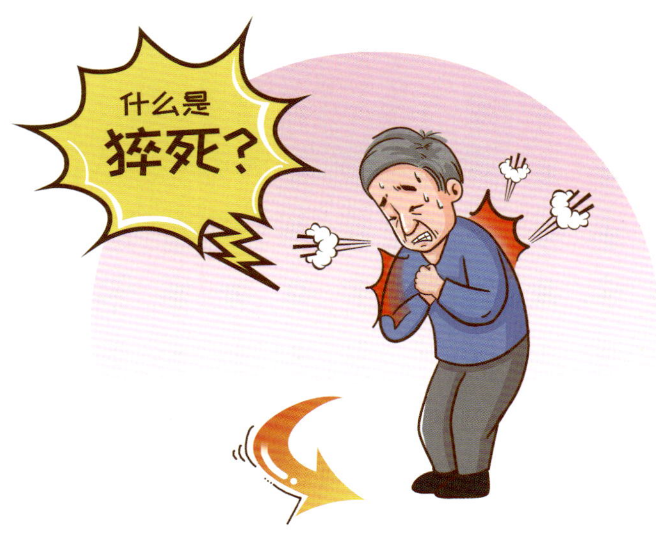

猝死，顾名思义就是“因病突然死亡”。
在全部猝死患者中，
心脏性猝死约占75%，
其中最常见的病因是急性心肌梗死
（心脏血管完全闭塞）。

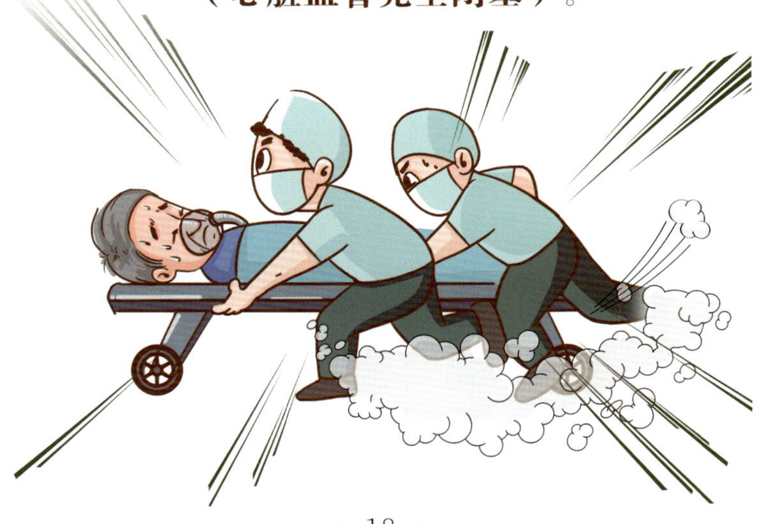

- 斑块:血管里面堵的东西称为“斑块”,斑块外面有一层膜包围着。

- 斑块生长:一般情况下,斑块是一点一点慢慢生长的,导致越堵越厉害。

- 斑块破裂:人在过度劳累、生气的时候,斑块外面的膜可能会破裂,里面的斑块一下子挤出来,把血管完全堵上,造成急性心肌梗死(见图 1-8)。

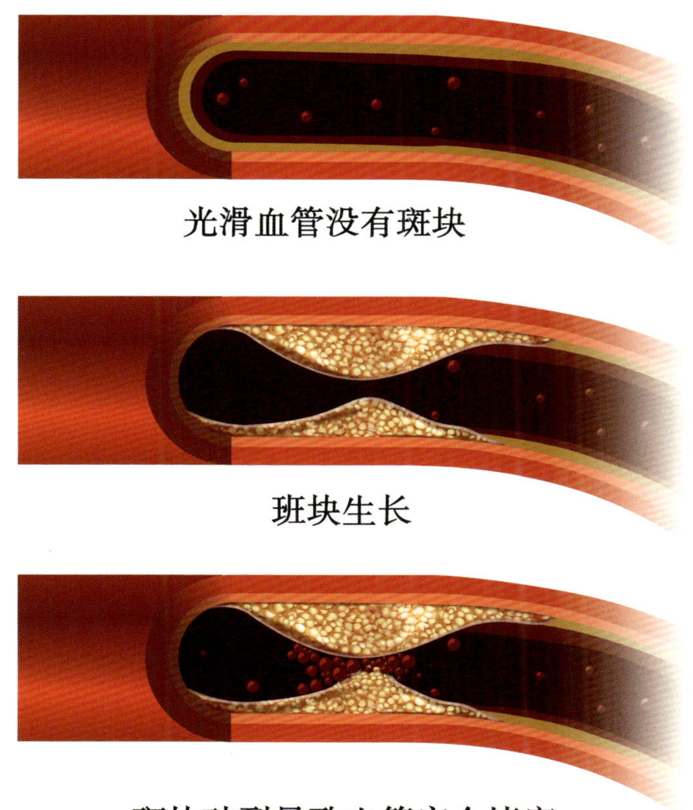

图 1-8 斑块膜破裂引发急性心肌梗死示意图

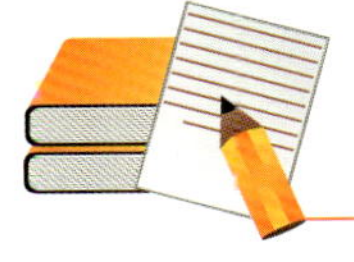

小知识

心脏性"猝死"知多少?

《2017年心脏性猝死全国认知调研》结果显示:目前每年我国心脏性猝死发病人数超过54万,相当于每天约1500人因心脏性猝死离世。

有的老人在大街上走着,突然无缘无故地倒在地上死亡;家里老人没有任何征兆地在夜里睡觉时突然离世;办公室里的青年职员工作压力很大,加班时猝然离世……这一切可能都与突发心肌梗死有关系。

所谓"心肌梗死",就是在各种原因的作用下,心脏的血管像自来水管一样突然堵了。心脏的血管一堵,心脏这台"发动机"就会突然停止工作,引发猝死。这个过程很快,往往几分钟就会致人死亡,甚至来不及送医院抢救。

有人说,身体是"1",财产是后面的"0",不论一个人的财产是1000、10000、100000……没有了前面的"1",最终一切都是"0"。表1-1所示为2017年全国医务人员猝死情况。

表 1-1　　2017 年全国医务人员猝死情况[①]

序号	时间	猝死者	终年(岁)
1	1 月 9 日	新疆石河子市人民医院麻醉科某医生	28
2	2 月 10 日	河北省某县医院某医生	39
3	3 月 27 日	江阴某医院麻醉科某医生	25
4	4 月 5 日	广西医科大学附属第一医院肝胆外科某医生	37
5	4 月 16 日	南宁市中医院某医生	30
6	5 月 6 日	广东医科大学附属医院某在读博士	34
7	5 月 10 日	临沂平邑县中医院外一科某医生	37
8	6 月 10 日	上虞市人民医院骨科某医生	44
9	6 月 28 日	浙江邵逸夫医院某医生	26
10	7 月 9 日	江西新余市人民医院骨科某医生	32
11	7 月 9 日	三台县人民医院呼吸科某医生	44
12	7 月 18 日	偃师市人民医院泌尿外科某医生	36
13	7 月 20 日	西藏自治区人民医院某医生	41
14	8 月 11 日	中大附属东华医院麻醉科某主任	53
15	8 月 11 日	武汉市汉阳医院呼吸内科某医生	30
16	8 月 13 日	上海新华医院核医学科某医生	38

① 据不完全统计,共猝死 33 人(医生 32 人),平均年龄 37.5 岁。

续表

序号	时间	猝死者	终年（岁）
17	8月14日	贵州医科大学附属医院心理科某医生	26
18	9月4日	重庆医科大学附属永川医院骨科某医生	39
19	9月7日	复旦大学附属华山医院静安分院骨科某医生	56
20	9月16日	哈医大一院心内科某医生	40
21	9月27日	沈阳市第一人民医院神经内科某副主任医师	40
22	10月2日	东莞长安港湾医院外科某医师	39
23	10月14日	上海交通大学医学院附属九院某医生	48
24	10月26日	上海交通大学医学院附属九院泌尿外科某在读博士	38
25	10月27日	山东省金乡县人民医院急诊科某副主任	不详
26	10月28日	中南大学湘雅二院胸外科某副主任医师	41
27	10月30日	郑州大学一附院胃肠外科某副主任医师	45
28	11月2日	宁波市妇儿医院中西医科某医生	34
29	11月18日	衢州市人民医院骨科某主治医师	42
30	12月2日	厦门医学院附属医院急诊科某医生	42
31	12月16日	安徽丁集镇中心卫生院某主治医师	31
32	12月27日	安徽省阜南县人民医院康复科某青年男护士	23
33	12月30日	晋中市榆次区人民医院呼吸科某医生	43

（二）慢性冠心病：导致心力衰竭（心衰）

● 如果我们把血管比作“水沟”，心肌比作“麦田”，水沟里长期堵着东西会导致水流不畅，那么麦田就会“缺水”，长期缺水麦子就会发育不良、变黄、枯萎，甚至“旱死”。

● 如果心肌长期缺血，心肌也会“营养不良”，功能下降，久而久之，就会出现心脏扩大、心力衰竭。

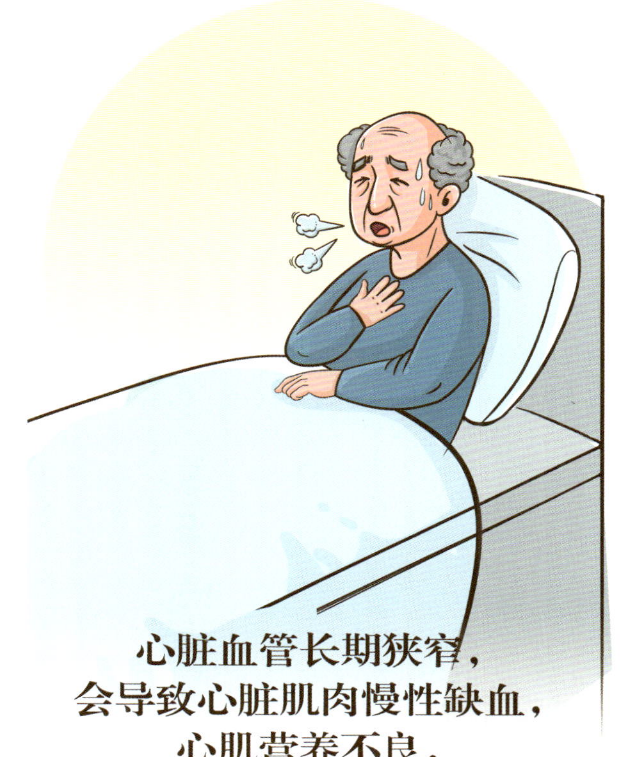

心脏血管长期狭窄，
会导致心脏肌肉慢性缺血，
心肌营养不良，
最终发展成心脏扩大、心力衰竭，
出现胸闷、憋喘、气短等症状。

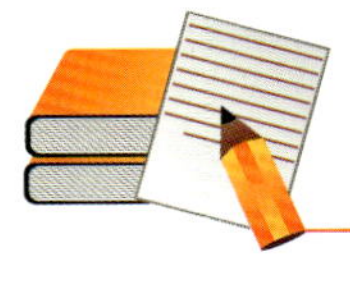

专家答疑

1

问：心脏是越大越好吗？

答：错！相反，基本上是越大越不好。心脏就像是一个很有弹性的球，大小合适的时候，它弹性好、动力足，泵血（收缩）能力强。如果它变得越来越大，出现心脏扩大，往往意味着心肌弹性越来越差，心脏功能也随之越来越差。

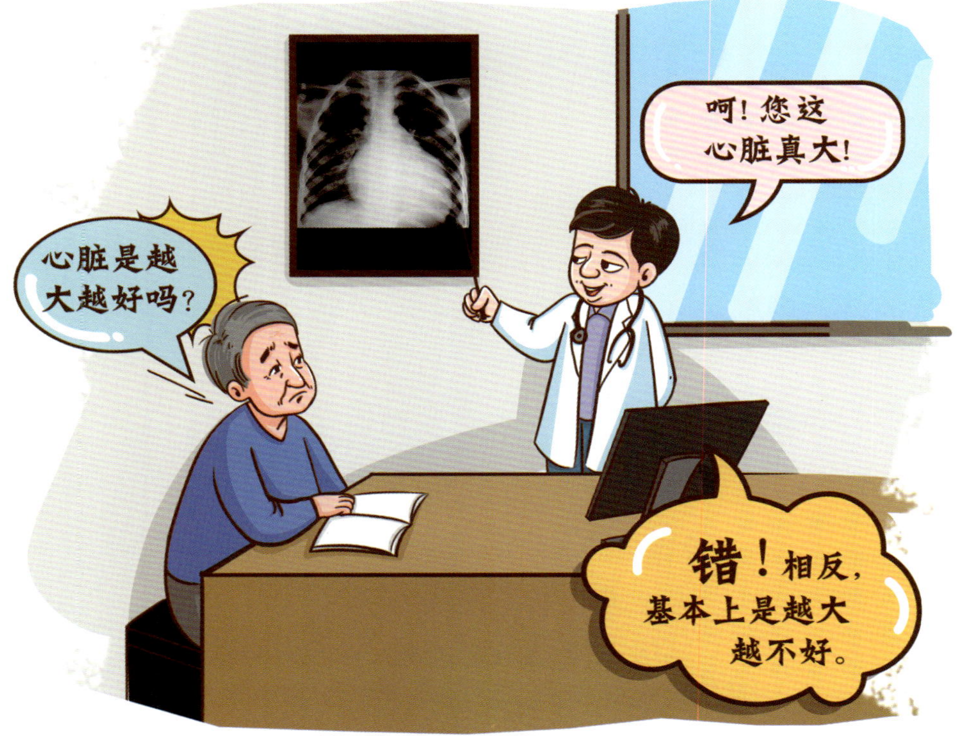

大夫，这是我第一次出现胸闷、胸痛，以前从没出现过，是不是不要紧？我觉得没事儿。

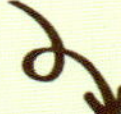

我这次感冒了，还生了点气，我觉得就是感冒、生气的事儿，没什么大不了的！

我觉得打打针、吃吃药，缓解了就行了，你给我开这么多检查，又是超声又是CT的，是不是有点小题大做了？

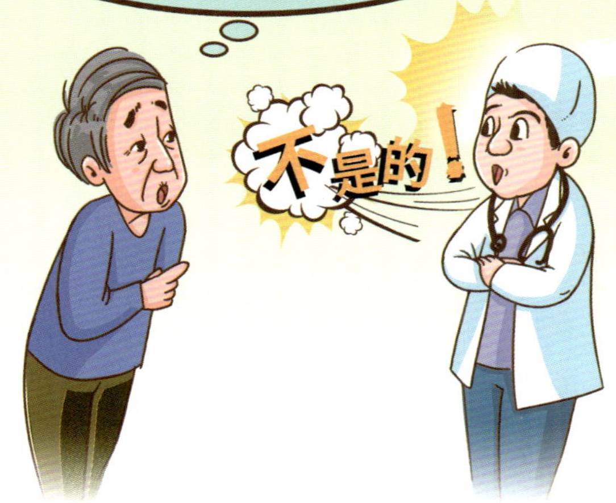

2

问：日常生活中出现的某些小病痛可以被忽视吗？

答：日常生活中某些小病痛反映的可能是我们的身体出了大问题，对此不能掉以轻心。

(1)心脏病的发病特点就是“快”！心脏病跟其他疾病不太一样，主要特点是起病急、进展快。有些人有胸闷、胸痛这样的先兆警告，也有些人发病之前无类似症状，一开始发病就表现为急性心肌梗死，甚至猝死，部分人甚至来不及送医抢救。所以，任何人出现了可疑“心绞痛”的胸闷、胸痛、气短等症状，首要任务是排除心脏疾病。

(2)感冒、劳累、生气等都有可能是让心绞痛“浮出水面”的诱发因素，但心脏血管狭窄可能早就存在了。

(3)检查有时候比吃药打针还重要。出现了疑似心绞痛的症状，有可能就是心脏出现问题的征兆和信号，也可能是个警告。这时候，如果我们能仔细检查，可能就会提前预防和处理，从而防止心肌梗死和猝死发生，意义重大。“防病”大于“治病”就是这个道理。

四、冠心病的类型

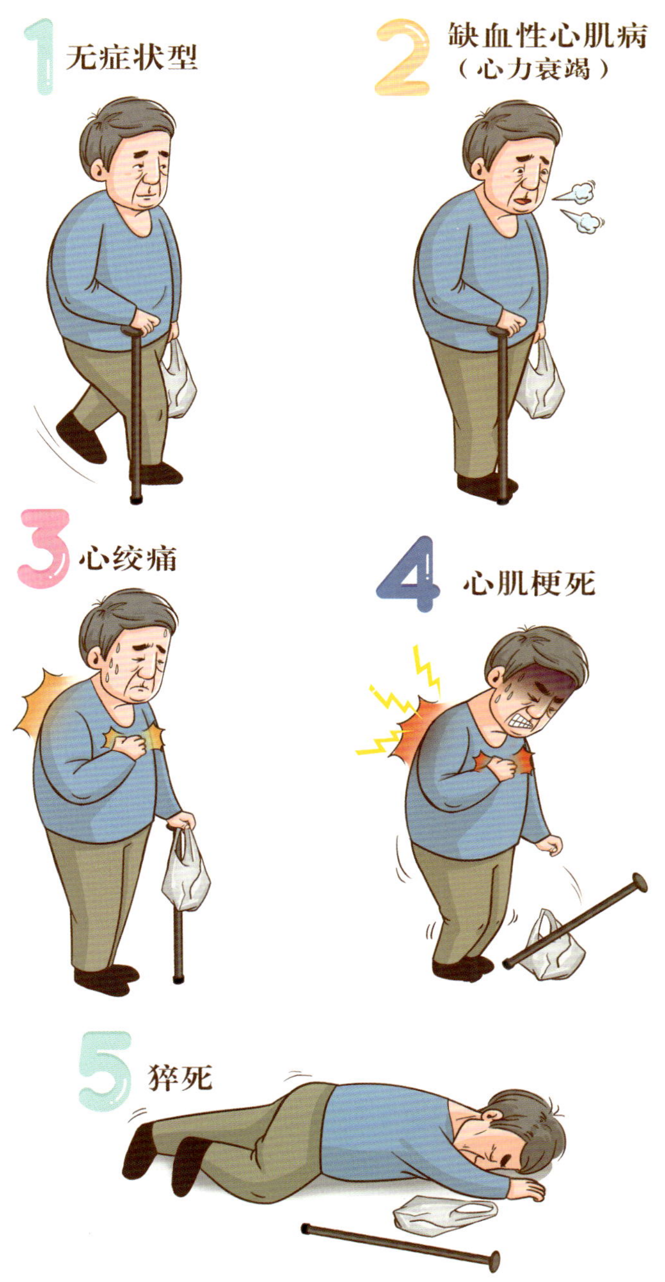

冠心病症状因人而异，表现不一，有下列症状中一项的均需考虑发生冠心病（心绞痛）的可能：

1. 胸痛。表现为胸骨后疼痛，持续时间长短不一，大部分与活动相关，休息后减轻。

2. 胸闷、气短、心慌。我国很多患者的心绞痛仅表现为活动时的胸闷、气短，并没有胸痛。

3. 颈部紧缩感、烟呛感，特别是与活动相关者。

4. 不典型的牙痛、后背痛、上腹痛、左上肢疼痛，特别是与活动相关者。

5. 心前区不适。

6. 也有许多人平时几乎无症状，突然急性发病为心肌梗死和猝死。

大夫，我并不是胸痛，我只是有点胸闷、气短，你咋说我是“心绞痛”呢？
不是说一定要有胸痛才叫“心绞痛”，我们国家很多人的心绞痛，就只表现为活动时的胸闷、气短，并没有胸痛，这也是“心绞痛”的一种。

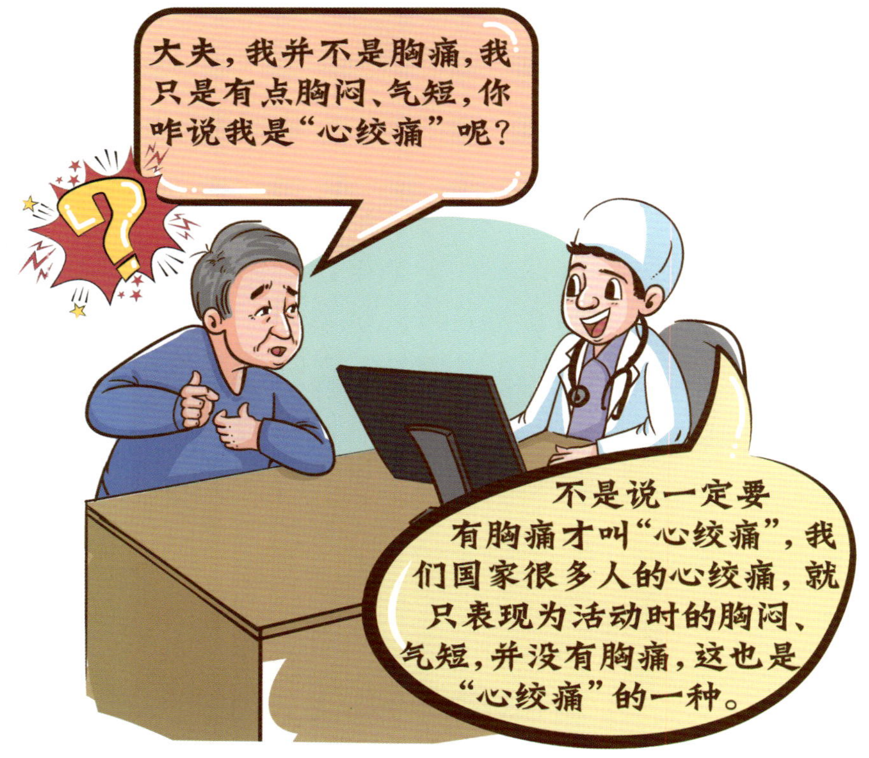

五、真实案例

案例一:难治的“牙疼”

56岁的王阿姨最近老感觉牙疼，刚开始没当回事，后来疼得厉害，先后到多家医院口腔科就诊。
吃了多种治牙疼的药物都不管用。
多在快步走、爬楼、生气时发作。
心内科
“心肌缺血”很严重，您的牙疼是“心绞痛”，需要立即住院。

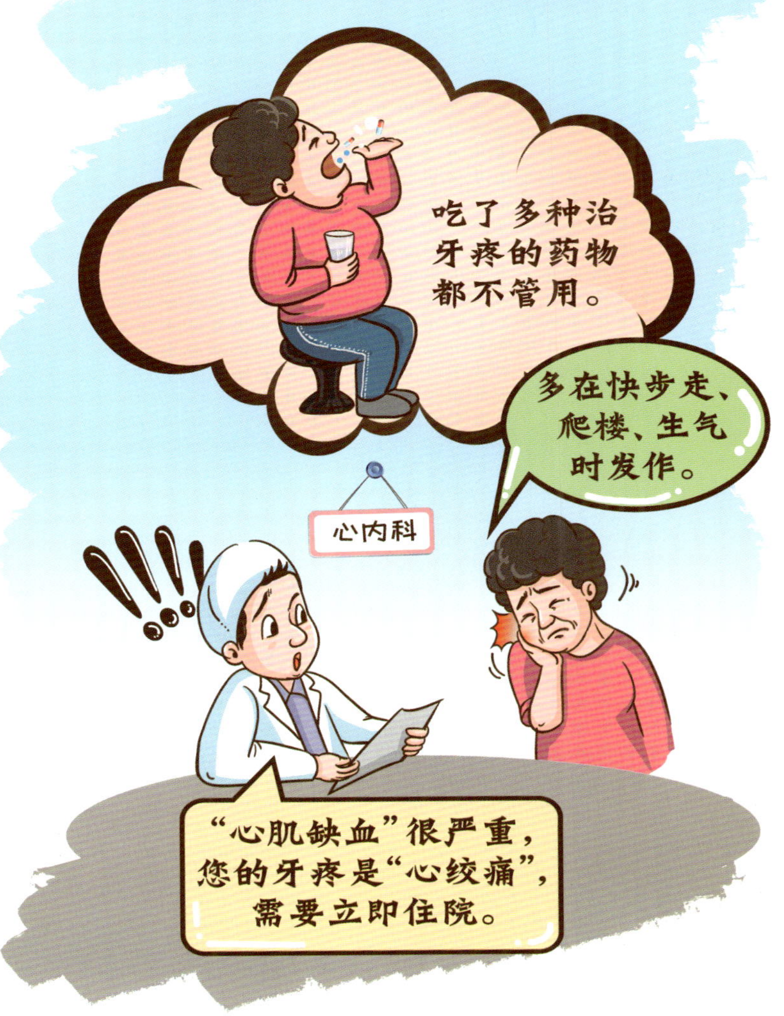

一个偶然的机会，王阿姨在心内科门诊就诊时，谈及自己牙疼，心内科医生经过仔细询问，发现王阿姨的牙疼多在快步走、爬楼、生气时发作，便给王阿姨做了一个心电图，做完心电图后发现，王阿姨的心肌缺血很严重（见图 1-9），其“牙疼”实际上是心绞痛，需要立即住院。

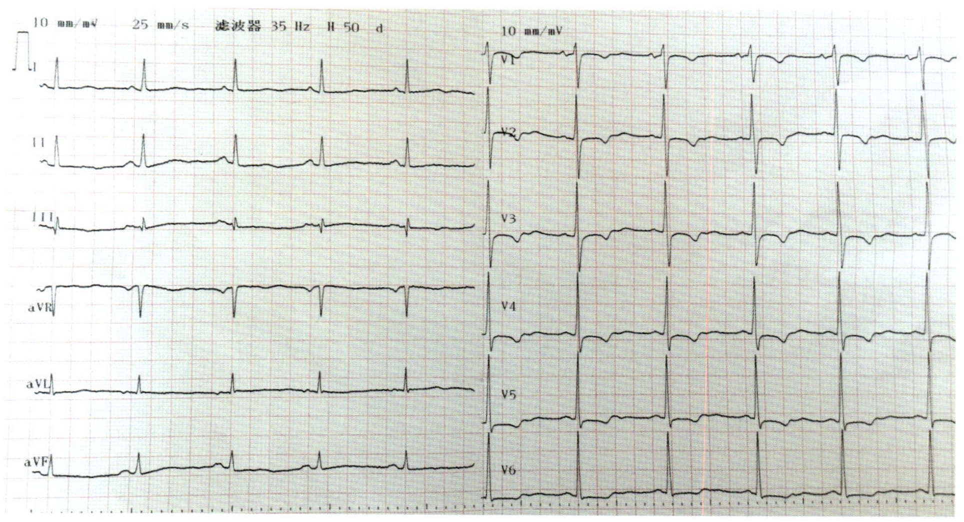

图 1-9　王阿姨的心电图

王阿姨住院后做了心脏血管造影（见图 1-10），发现心脏三个大血管中的一根——前降支狭窄了约 90%，已经马上要闭塞了。如果这根血管闭塞，王阿姨将有生命危险。心脏支架植入、血管修复后的效果如图 1-11 所示。

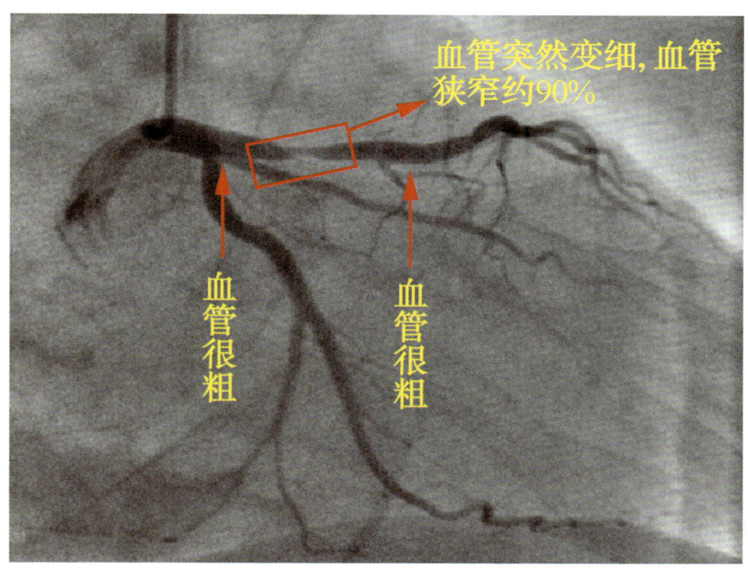

图 1-10　王阿姨冠脉造影图像

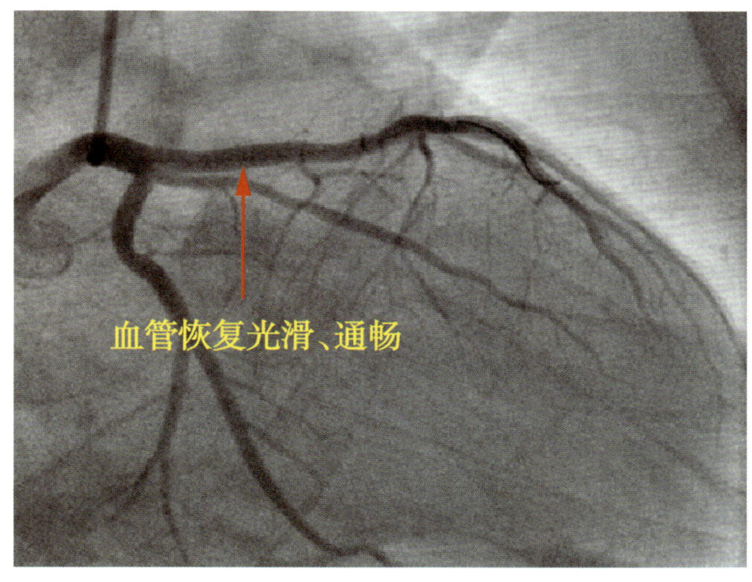

图 1-11　心脏支架植入、血管修复后

案例二：胃不好，做心电图干什么？

一位 65 岁的老爷子，除夕晚上吃完年夜饭后突然感到“胃疼”，被家人急忙送进了医院。

还有恶心、
呕吐、
出大汗。
一位65岁的老人，
高血压，抽烟多，团圆饭
吃得挺好，好酒好菜吃得有
点饱，就是饭后突然感觉
“胃疼”（上腹部疼）。
先做个心电图

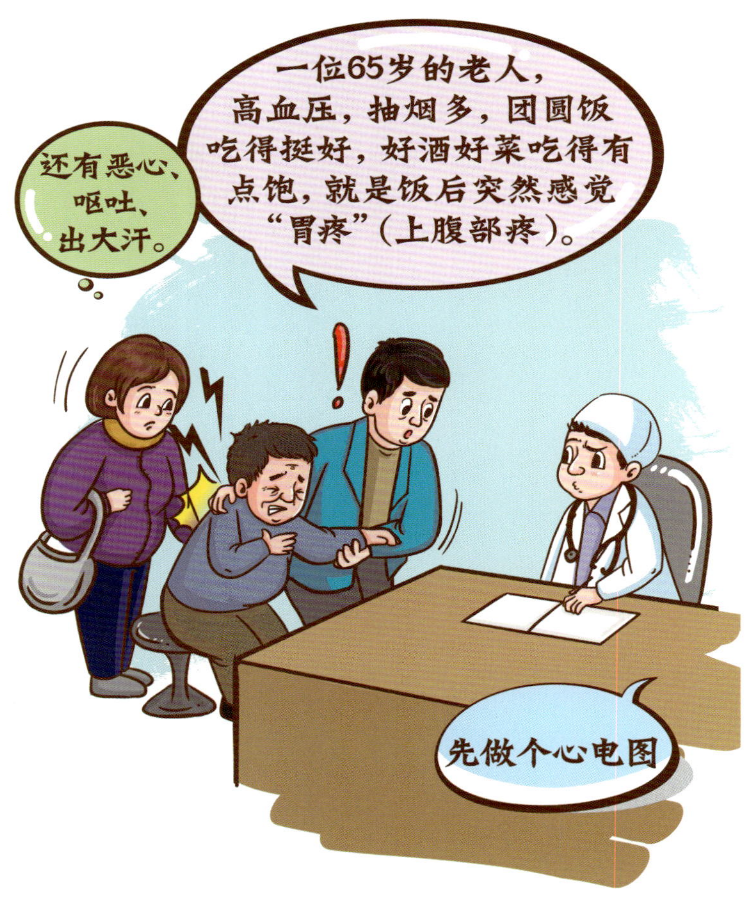

医生判断老爷子可能是冠心病发作，要求其做心电图检查。

我肚子不舒服，就是胃不好，做心电图干什么？你这个大夫乱开检查！
做个心电图没事不就放心了吗？你又不懂，听大夫的。

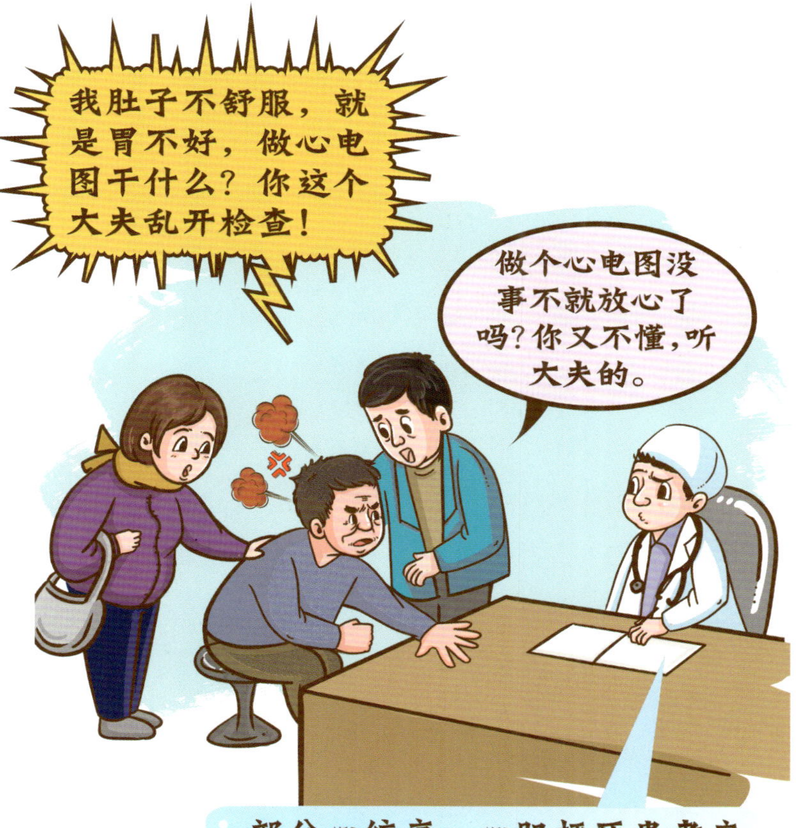

部分心绞痛、心肌梗死患者症状不典型。有时候就是感觉肚子（上腹部）不舒服。肉眼看不出来，需要做个心电图排除一下。当然，作为医生，我也不希望您的心电图真有什么问题，没事当然最好了。

心电图
做出来了！
急性下壁心肌梗
死！立即住院，
急症手术！

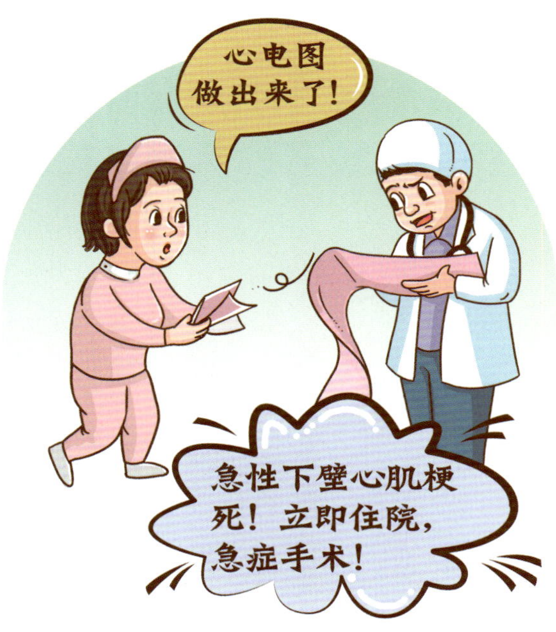

心电图结果（见图 1-12）证明是急性下壁心肌梗死，于是医生让这位患者进行了血管造影检查并进行了相关治疗（见图 1-13、图 1-14）

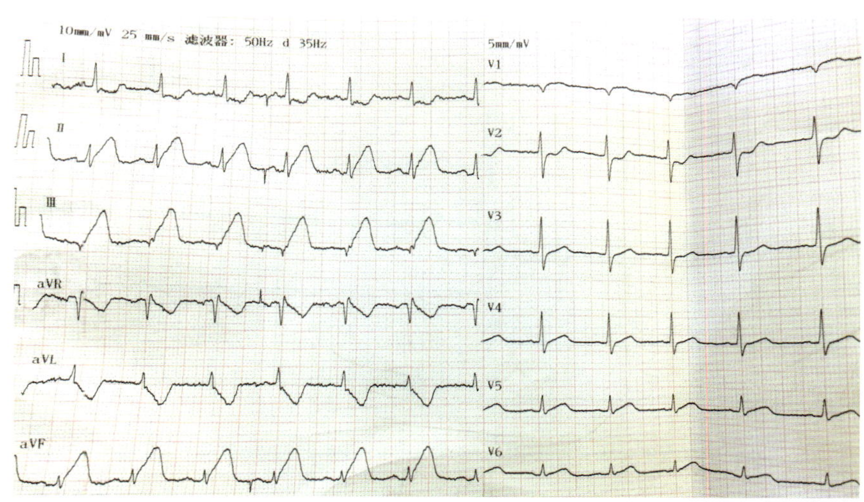

图 1-12 患者的心电图

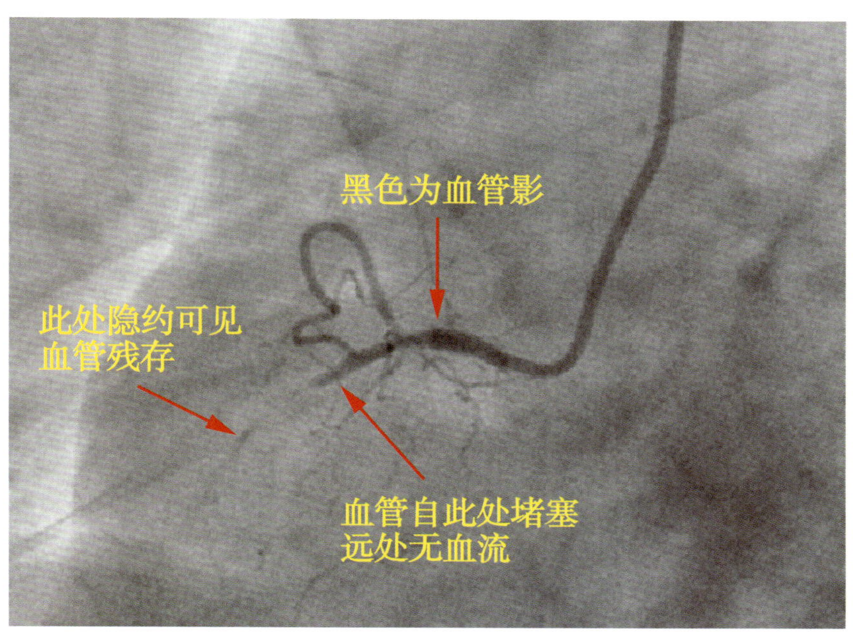

图 1-13　患者的心脏血管堵塞的造影

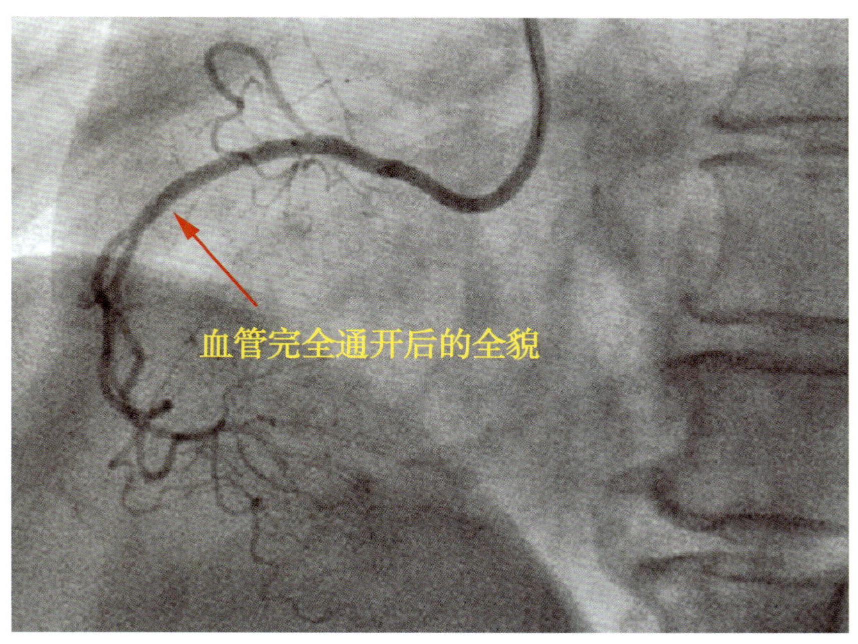

图 1-14　血管通开后的全貌

同样是心绞痛，在不同的患者身上，症状可能千差万别。有些人表现为牙痛、后背痛、上腹痛、左上肢疼痛、胸闷气短，特别是与活动、生气、饱食等有关的，需要警惕心绞痛的可能。尤其是老年人的“胃痛”，要想到可能是心脏问题。

第二章 我得的到底是不是“冠心病”？

王大爷最近心脏有点不舒服，医生为他开了很多检查，包括心电图、心电图运动试验、动态心电图、心脏超声、胸片、抽血，等等。

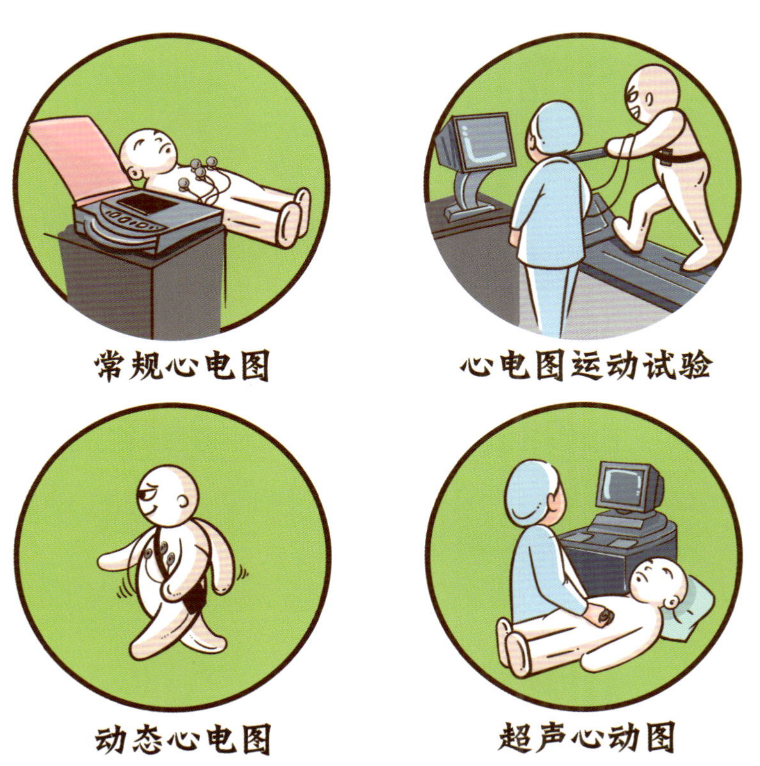

大夫，你给我做了
这么多检查，那我
得的到底是不
是冠心病？
医生的经验也
不是完全可靠。

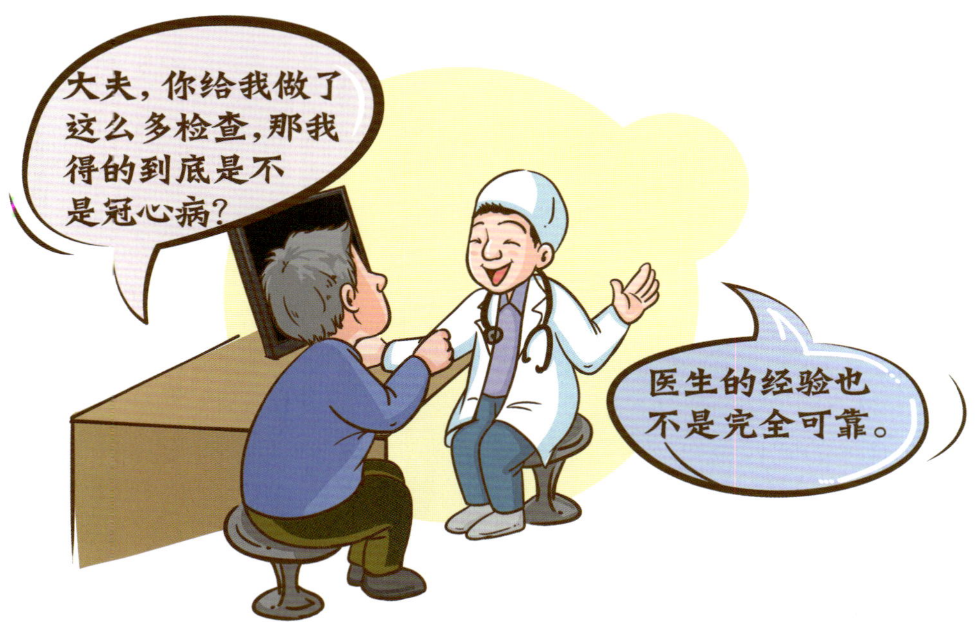

常规心电图、动态心电图、心脏超声等都只是基本检查，不是“核心检查”，能反映有没有“心肌缺血”，但根本看不到心脏里的血管，当然也无法确诊。

要想确诊冠心病，看到自己心脏的血管有没有阻塞，只有两个“核心检查”能看到：

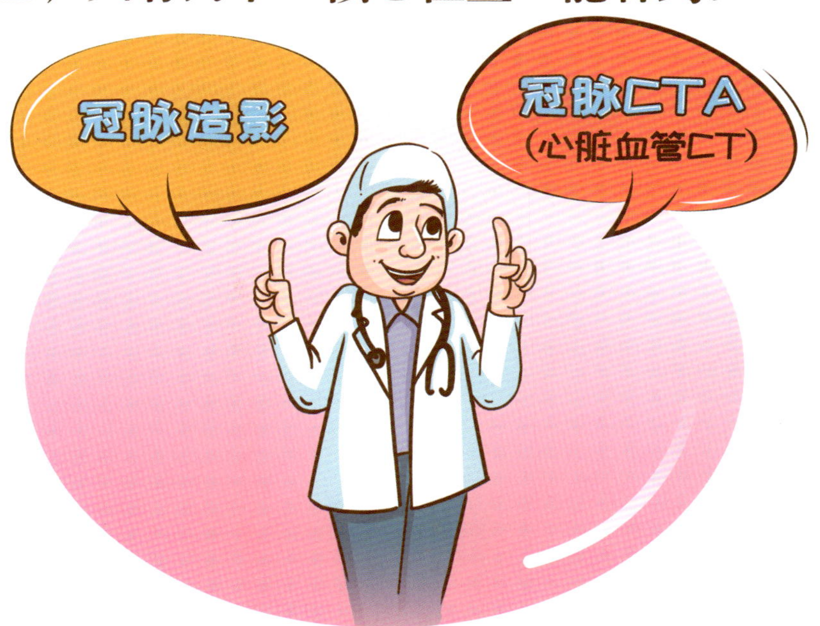

没有做这两个检查之前，大部分情况下，医生无法确诊您有没有得冠心病。

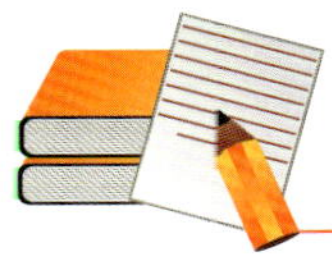

专家答疑

1

医生给我做了心电图、心脏超声、动态心电图，为什么还让我再做心脏血管造影？

我已经决定要做个心脏造影看看血管了，是不是不用做心电图、心脏超声了？

心脏就好比是间“屋子”

心脏超声

心脏超声主要看的是“屋子”有多大，“墙”结实不结实，门关得严不严。

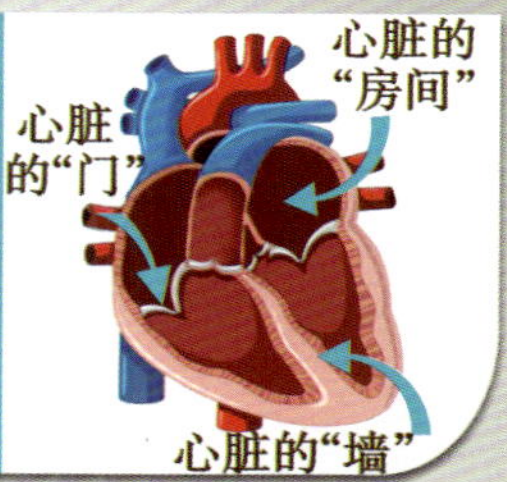

心电图

心电图、动态心电图主要看心脏“电路”（绿色部分）通不通，有没有“短路”或“漏电”。

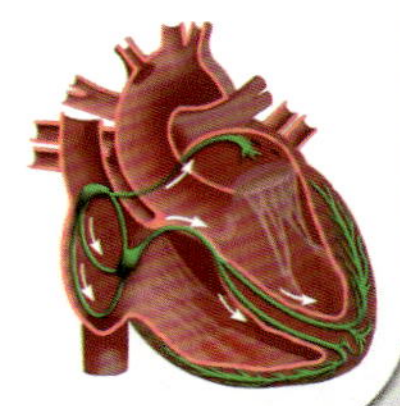

血管造影

心脏血管造影是看心脏“水管”（冠状动脉）堵没堵，水管有铁皮包着，里面“锈”成什么样谁也不知道，心电图和心脏超声根本看不见，只能做造影。

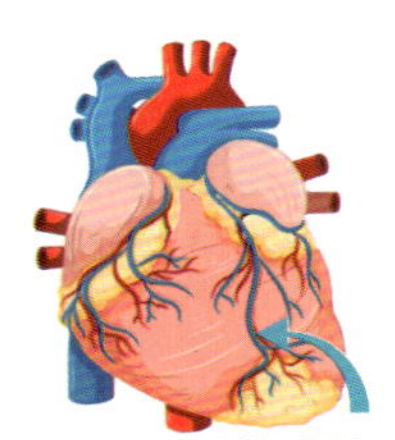

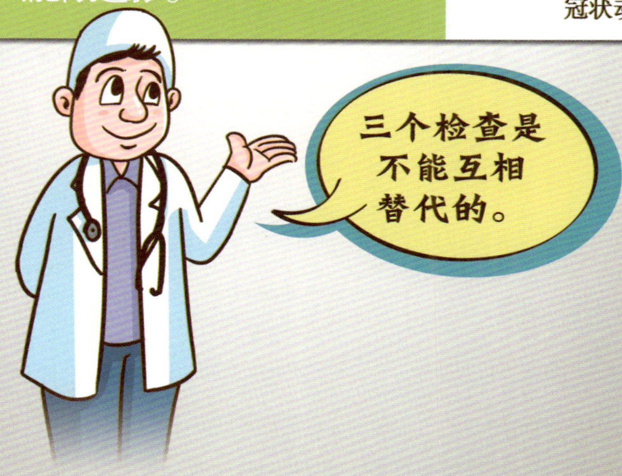

2

大夫，我的
心电图和心脏超声
都是正常的，你怎么
还说我是心肌
缺血呢？
大夫，我的
心电图和心脏超声
都没什么大问题。
是不是不用
做心脏血管造影
（冠脉造影）了？
不是的！

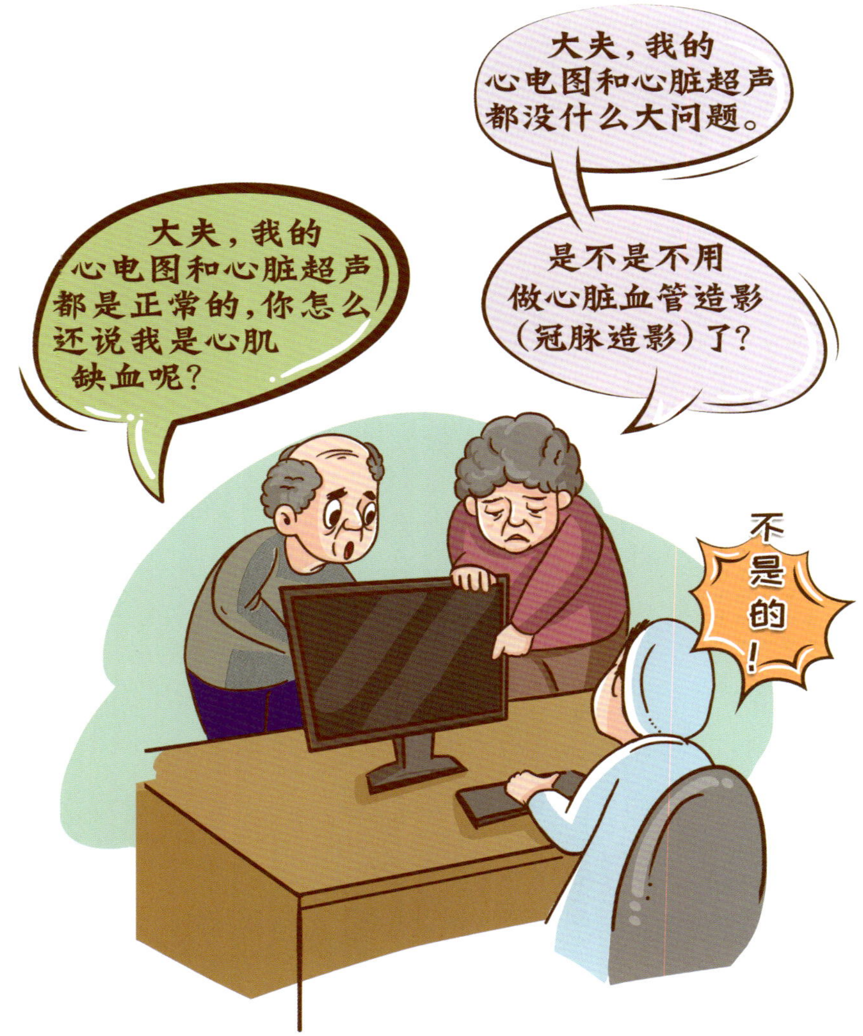

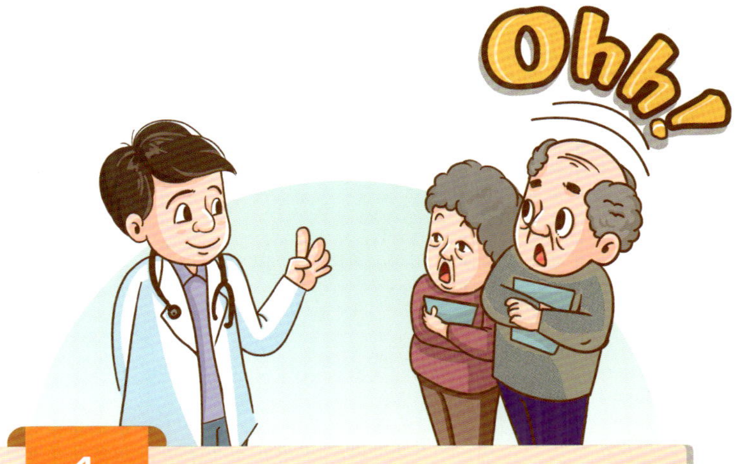

1 心电图和心脏超声是基本检查，擅长之处并不在判断“心肌缺血”。

2 心电图和心脏超声能反映有没有“心肌缺血”，但实际上看不到心脏血管，并不能“确诊”。

3 医生决定你需不需要进一步做“冠脉造影”或“冠脉CT”时，除了参考心电图和心脏超声，还需要结合患者的临床症状来判断。

4 临床上很多患者，尤其是糖尿病患者，其心脏血管往往堵得已经很厉害了，但心电图、心脏超声还是完全正常的。

3

是不是心电图没事，
心脏血管就没事？
不是的，
心电图有时候
会“说谎”

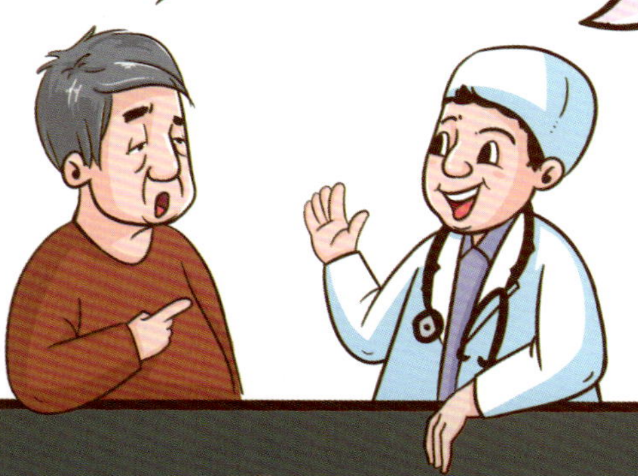

(1) 心电图判断“心脏血管堵塞、心肌缺血”并不准确。

(2) 心绞痛不发作的时候，很多人做心电图都可以表现正常。

(3) 糖尿病患者，经常心脏血管堵得特别厉害了，心电图却还是正常的。

(4) 要想直接看到心脏血管有无堵塞，目前还需要依赖两个“核心检查”：冠状动脉CT或冠状动脉造影。

一、冠脉造影

冠脉造影的优点：

1. 准确性高，是目前的“金标准”。

2. 微创，痛苦小，仅在右手腕处留下一个小小的穿刺点（少数患者需要穿刺大腿根部）。

3. 技术成熟，安全性高。

冠脉造影的缺点：

相对昂贵（5000元左右，医保可报销）。

图2-1为心脏血管无狭窄的造影图像。图2-2为病变血管的造影图像。由图可见，本来光滑的血管突然“变细”了，就是“狭窄”，一般是由于血管内斑块导致的。

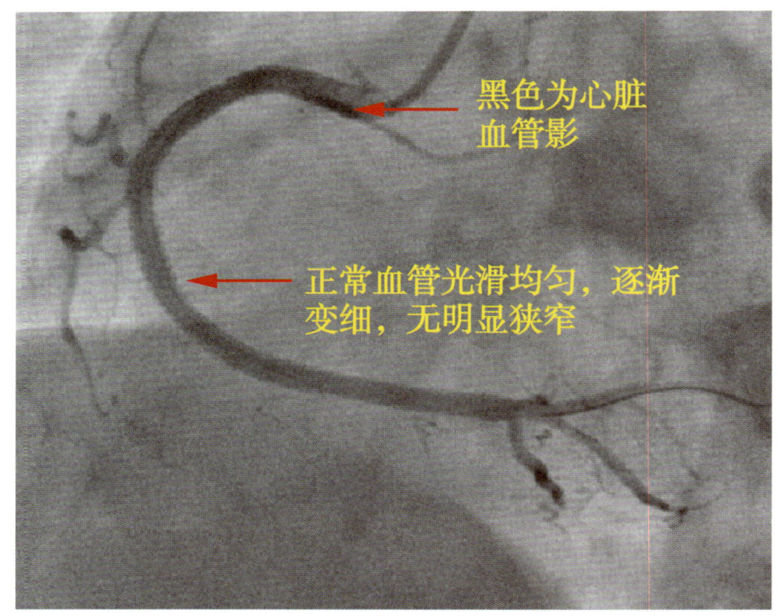

图 2-1　心脏血管无狭窄的造影图像

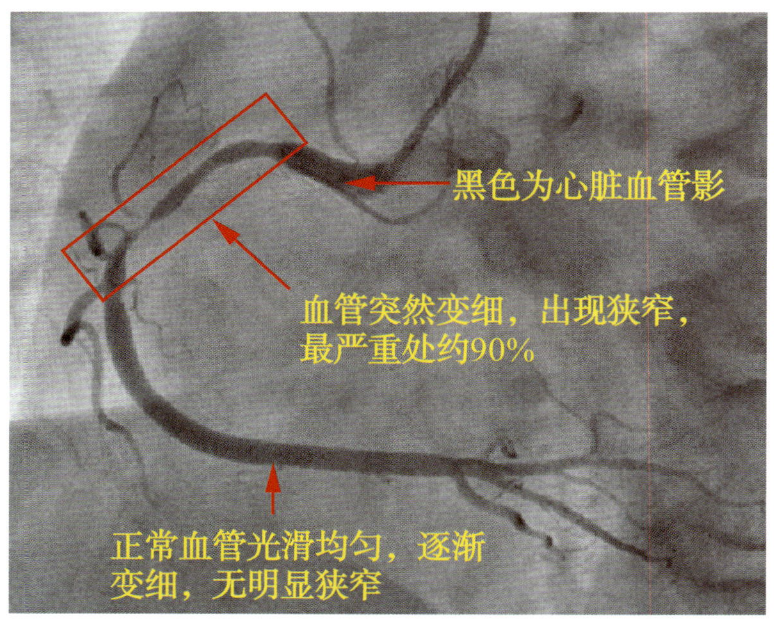

图 2-2　病变血管的造影图像

二、冠脉 CTA(冠状动脉强化 CT)

冠脉 CTA 的优点：

1. 相对便宜(2000 元左右，医保可报销)。

2. 相对安全。

冠脉 CTA 的缺点：

1. 有时候结果可能不准确，尤其是血管钙化严重时。

2. 如果发现有显著问题(血管钙化明显或狭窄程度不低于 50%)，可能需要进一步做冠脉造影。

图 2-3 所示为冠脉无狭窄的 CTA 图像，图 2-4 所示为冠脉狭窄的 CTA 图像。

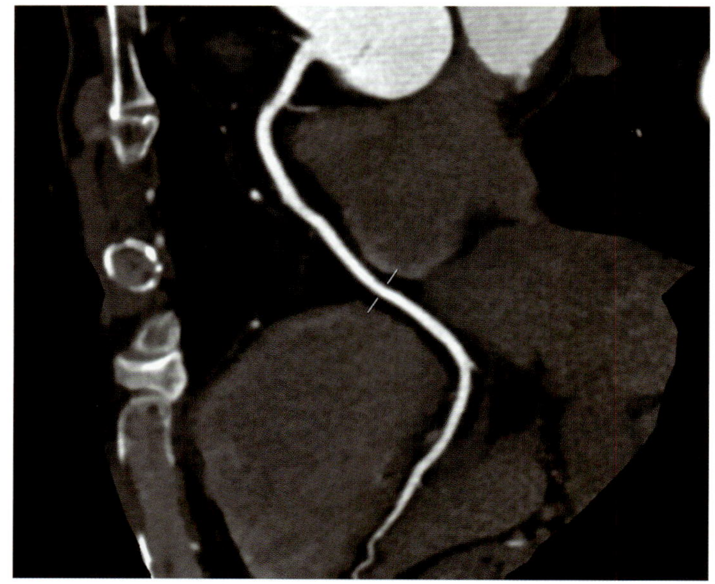

图 2-3　心脏血管无狭窄的图像(冠脉 CTA)

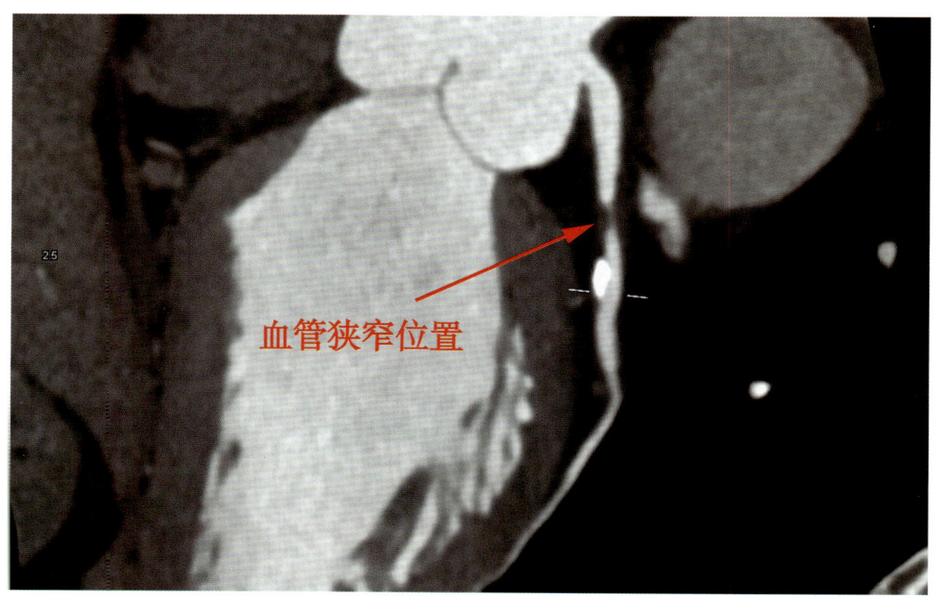

图 2-4　心脏血管狭窄的图像(冠脉 CTA)

冠脉CTA与冠脉造影图像的对比如图2-5和图2-6所示（同一位患者）。

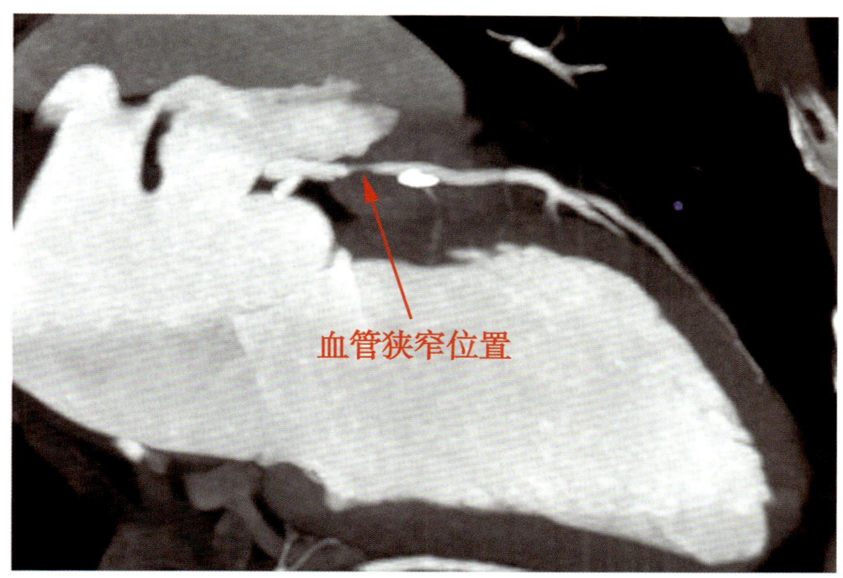

图2-5　冠脉CTA图像

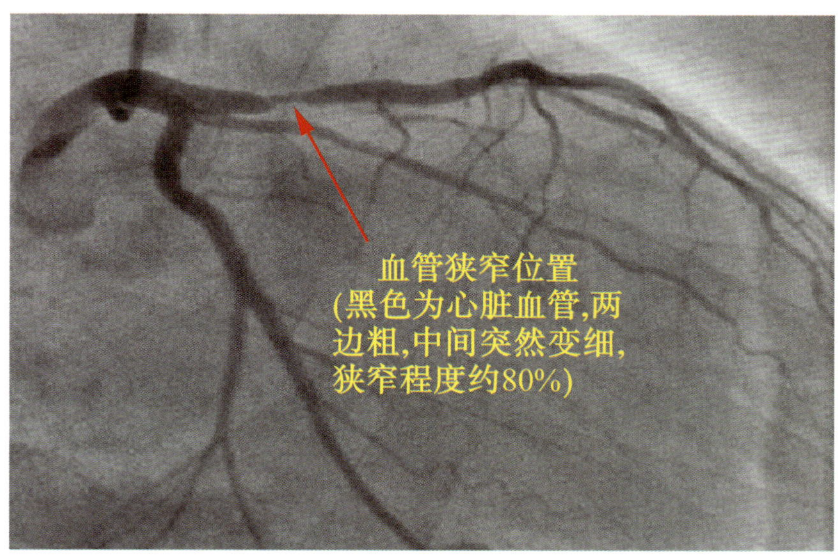

图2-6　冠脉造影图像

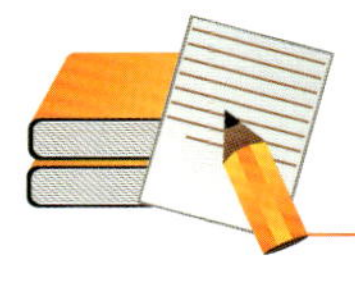

专家答疑

1

问：究竟是做冠脉造影还是做冠脉 CT 呢？

答：两个检查都能“看到”心脏血管，都需要使用造影剂。

(1)冠脉 CT 筛查和排除效果比较好，阴性(血管无狭窄)预测价值高，有问题时(血管狭窄不低于 50%)可能需进一步做冠脉造影。

(2)冠脉造影是“一步到位”，给出一个相对最准确的结果。

归根到底，听从主管医生的意见可能是更好的选择。

2

问：冠脉造影风险大吗？

答：有一定风险，但不大。冠脉造影技术很成熟，安全系数高，各种并发症的发生率很低。

3

问：是不是所有做造影的患者都需要安放支架？

答：山东大学第二医院心内科主任鹿庆华称，不是所有做造影的患者都需要安放支架。冠脉造影首先是个检查，它能看到我们的心脏血管有没有狭窄，狭窄在什么部位，狭窄的程度怎么样。医生会根据狭窄的程度，向患者提出最合理的治疗建议。

（1）血管无狭窄者，无需放支架。一般需要主治医生根据病情进一步调整药物。

（2）血管狭窄程度轻或一般（通常不超过70%）者，无需放支架。患者一般需要按要求、按规律服药，防止病情恶化。

（3）血管狭窄程度重（通常超过70%）且有缺血证据者，需要植入心脏支架。

（4）血管狭窄程度非常重者，不适合心脏支架植入，可能需要采取外科搭桥手术治疗。

4

问：冠脉造影过程痛苦吗？

答：冠脉造影属于微创手术，患者一般没有特殊感觉，过程不痛苦。经常有人说“跟打个针一样”，术后仅在右手腕处遗留一个小小的针眼（见图 2-7，少数患者需要穿刺大腿根部）。几天之后，这个针眼就会愈合。

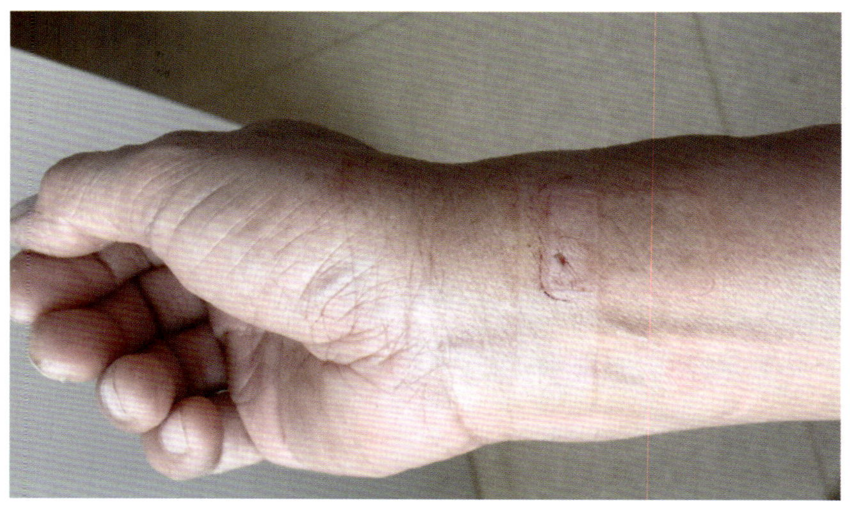

图 2-7　冠脉造影患者的手术切口小如针眼

5

问:冠脉造影是局麻还是全麻?

答:局部麻醉,麻醉右手腕一小处皮肤,患者在整个手术过程中意识是清醒的。

6

问:冠脉造影使用的造影剂会让人体过敏吗?

答:有,但是很少。导管室配有过敏反应的抢救药品和设备。

7

问:冠脉造影使用的造影剂对人体有害吗?

答:主要可能对肾功能有影响。一般患者问题不大,个别患者术后肾功能指标会升高,大多也可恢复正常。通常情况下,鼓励患者术前、术后适当多饮水,促进造影剂尽快从体内排泄。

8

问:这个手术需要多长时间?

答:冠脉造影通常20分钟左右即可完成。如果血管病变严重需要植入支架,则支架植入过程依据手术复杂程度的不同,所需时间长短不一(30分钟至数小时)。

9

问:冠脉造影检查前能吃饭吗?

答:检查前一般需要禁食3～4小时,可少量饮水。

第三章 大夫，我这冠心病是怎么得的啊？

大夫，隔壁老王抽了一辈子烟，喝了一辈子酒，还活到九十九，我这不抽烟不喝酒的，怎么还得了这病？
冠心病（血管堵塞）是多种原因导致的。比如高血压、糖尿病、吸烟、喝酒、高血脂等。

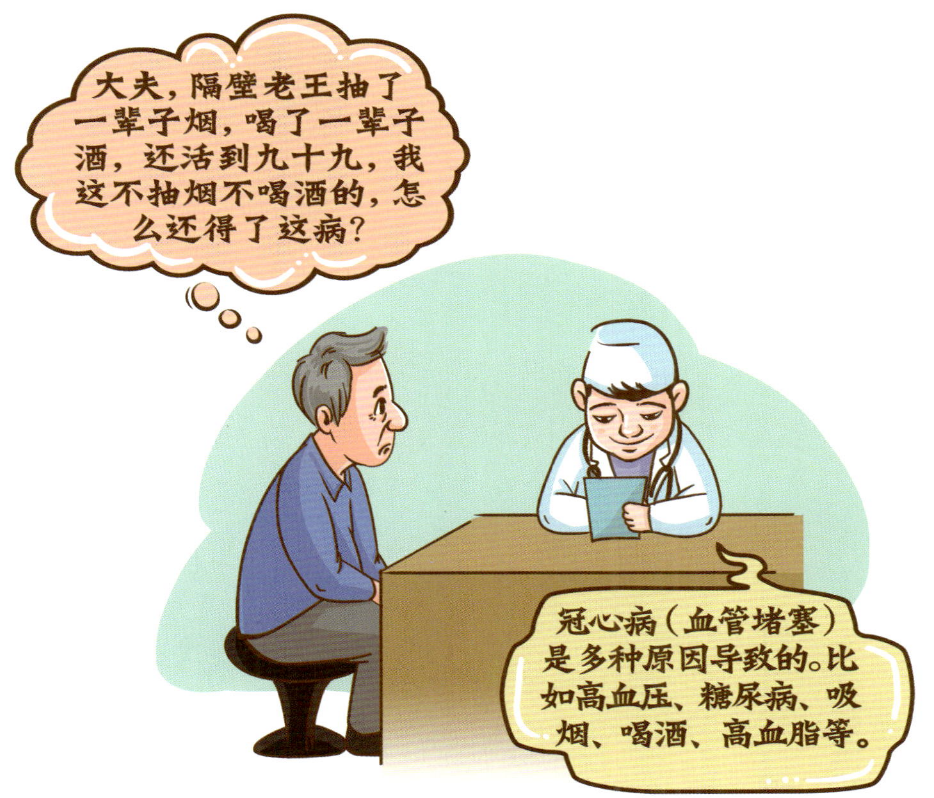

一般情况下，上述原因越多，
患冠心病的概率越大。此外，性别、年龄、
精神长期焦虑紧张、
长期熬夜等也是冠心病发病的危险因素。

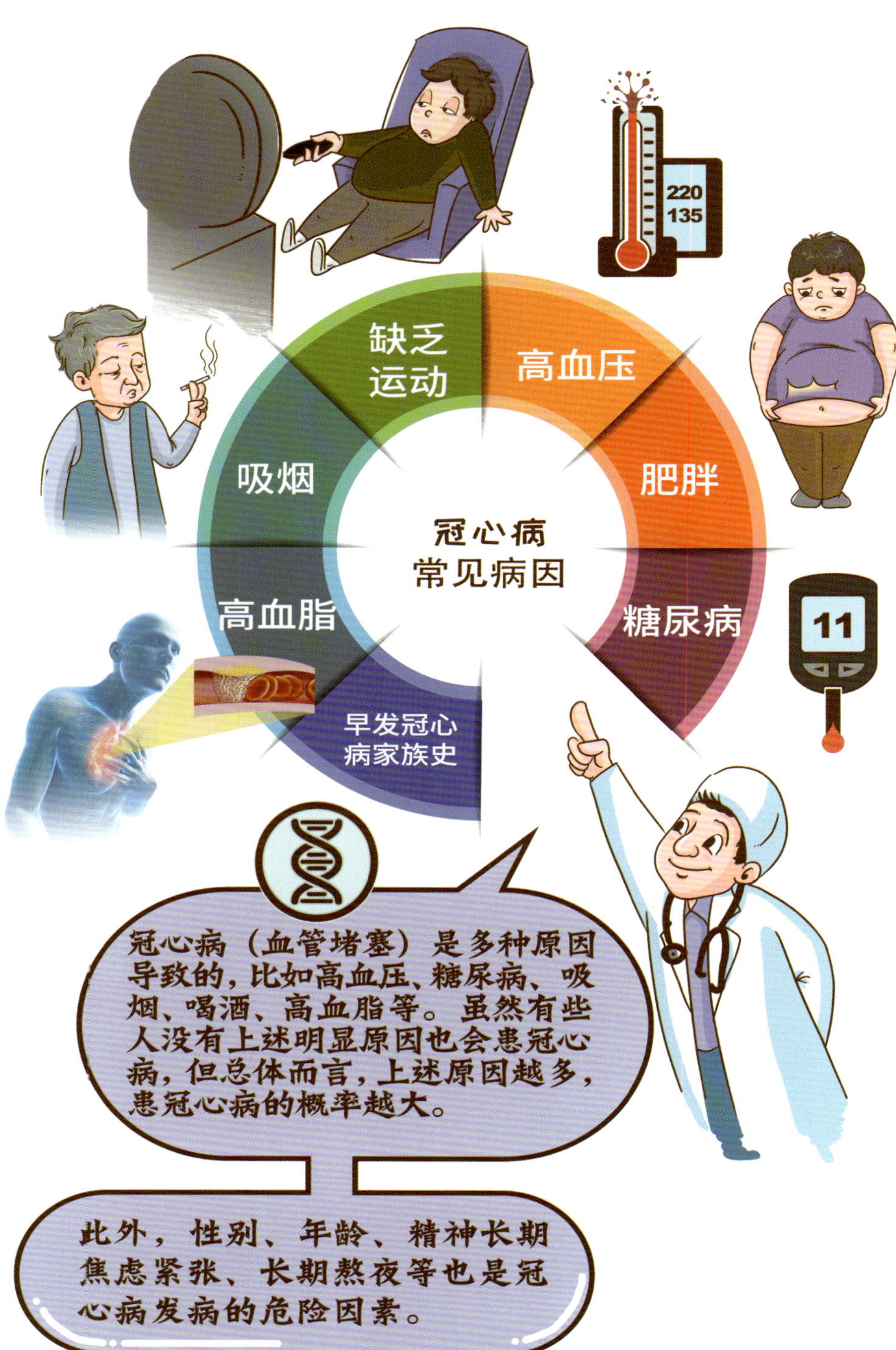
220
135
缺乏
运动
高血压
吸烟
肥胖
冠心病
常见病因
高血脂
糖尿病
11
早发冠心
病家族史
冠心病（血管堵塞）是多种原因导致的，比如高血压、糖尿病、吸烟、喝酒、高血脂等。虽然有些人没有上述明显原因也会患冠心病，但总体而言，上述原因越多，患冠心病的概率越大。
此外，性别、年龄、精神长期焦虑紧张、长期熬夜等也是冠心病发病的危险因素。

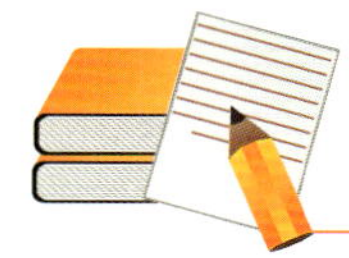

专家答疑

问：血压高、血糖高，但又不难受，为什么还要长期吃药？

答：没有症状≠没有危害。高血压、糖尿病不可怕，可怕的是高血压、糖尿病的并发症。长期患高血压、糖尿病会引起全身血管的狭窄、堵塞、破裂等，导致冠心病、心肌梗死、脑梗死（偏瘫）、脑出血等严重疾病。

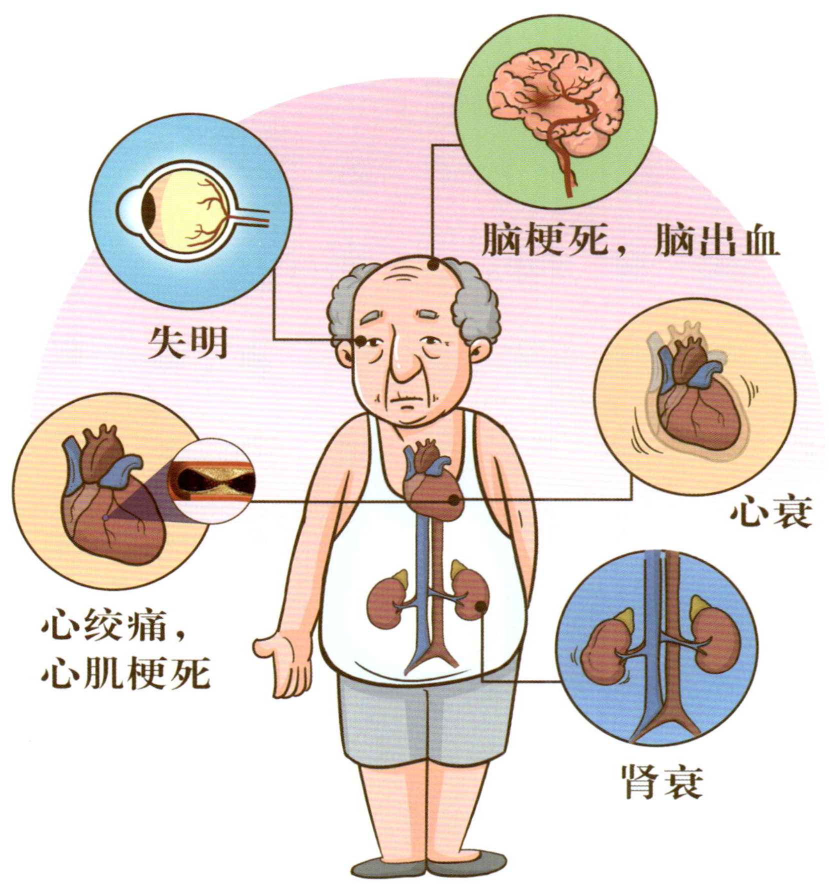

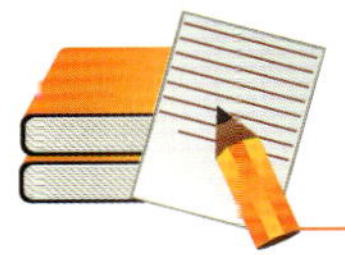

小科普

吸烟：心血管杀手，百害无一利

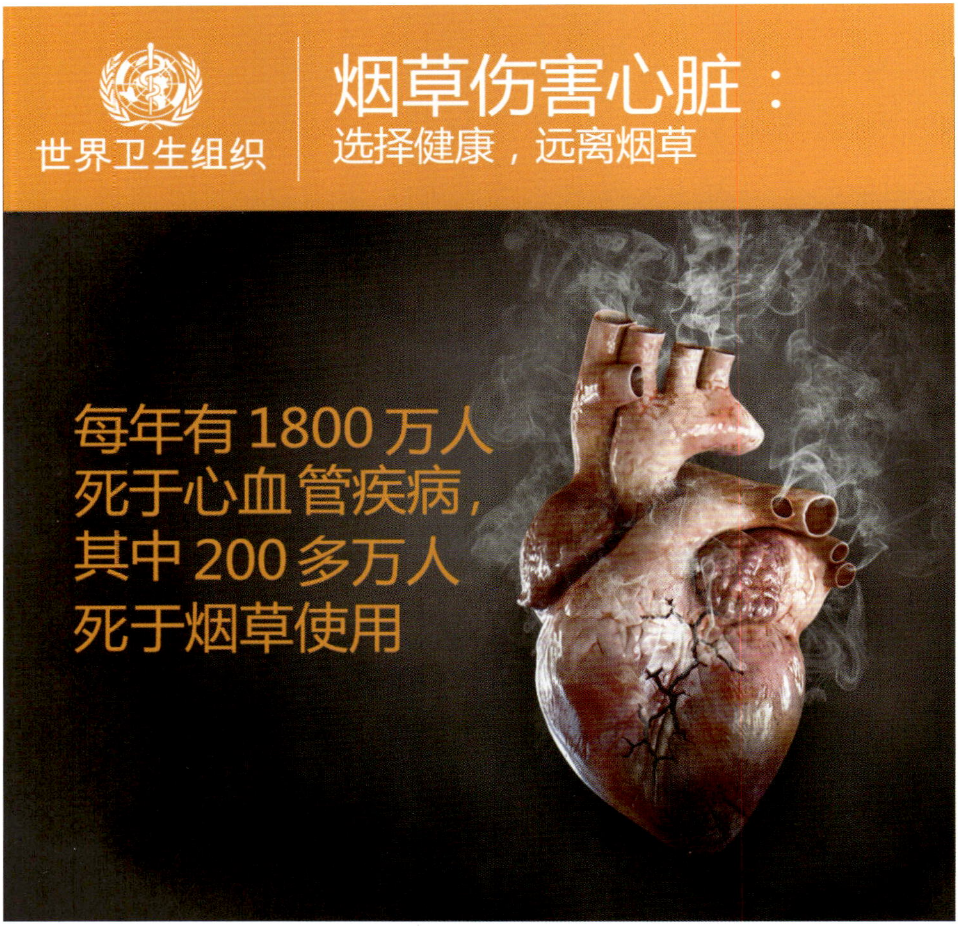

世界卫生组织

烟草伤害心脏：
选择健康，远离烟草

每年有1800万人
死于心血管疾病，
其中200多万人
死于烟草使用

（该图片版权归世界卫生组织所有）

- 每年的5月31日是“世界无烟日”。2018年世界无烟日的主题是“烟草与心脏病”。

- 在我国，因心血管疾病死亡人数占居民总死亡数的40%以上，居首位。

- 吸烟会增加患冠心病的风险。吸烟者患冠心病的风险约是非吸烟者的2.2倍。吸烟量越大，吸烟年限越长，冠心病的发病率和死亡风险越高。

- 全球12%的心脏病患者死亡归因于吸烟和二手烟暴露。

- 吸烟是国际公认的导致肺癌的最重要因素之一。吸烟者死于肺癌的可能性为不吸烟者的10倍以上。我国男性肺癌患者70%～80%由吸烟引起，女性肺癌患者约30%归因于吸烟和被动吸烟。

- 吸烟者发生脑卒中的风险是非吸烟者的1.5倍。

- 《新英格兰医学杂志》报道，35岁之前戒烟可延寿10年，55岁之前戒烟可延寿6年。

- 戒烟可迅速降低心脏病的发病风险。任何年龄戒烟都有好处，戒烟越早，好处越多。

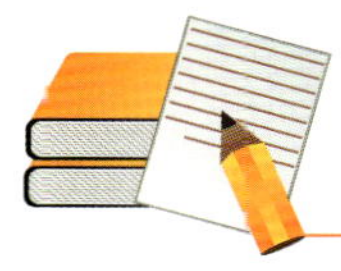

题外话

部分疾病的遗传倾向

有人问："隔壁老王抽了一辈子烟，喝了一辈子酒，还活到九十九，怎么有些人既不抽烟也不喝酒，就得了肺癌呢？"

打个比方：为了让人不得癌症，设置了 7 把"锁"（抑癌基因），这 7 把"锁"不坏，可能就得不了癌症。隔壁老王的 7 把"锁"生下来都是好的，可是有些人生下来的时候就坏了几把，所以经不起折腾。

癌症如此，冠心病、糖尿病、高血压等也都有遗传倾向。父母有冠心病、高血压、糖尿病的，孩子较他人更易患上同种病（"锁"提前坏了几把）。

第四章　冠心病怎么治?

一、总　论

● 首先,控制病因是根本,具体包括控制血压、血糖、血脂,戒烟、戒酒,适度运动,调节饮食、情绪,等等。

● 不论国内国外,目前临床上仅有三种正规治疗方法:

1. 药物治疗。
2. 介入(心脏支架)治疗。
3. 外科搭桥手术治疗。

● 其余治疗方法,如“中药秘方”“药物化掉斑块、通开血管”“秘方磨掉斑块”“通血管食疗法”等没有确切的临床证据,多不为正规医院及医生所采纳。

冠心病的三种正规治疗方案

方案一：单纯药物治疗

适合冠脉造影提示心脏血管狭窄程度不超过70%的患者（左主干不超过50%）。

方案二：介入（心脏支架）治疗

适合冠脉造影提示心脏血管狭窄程度超过70%（左主干超过50%），有不稳定型心绞痛症状，病变较局限的患者。

方案三：心脏搭桥手术

适合心脏的三根主要血管都病变严重且弥漫，或病变处于左主干位置（血管根部）的部分患者。

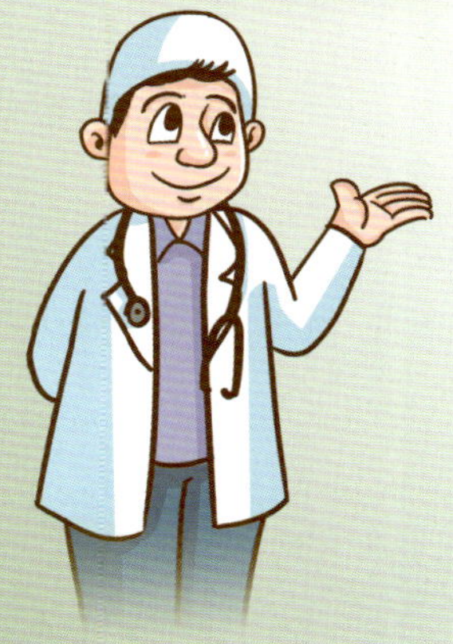

(一)调整生活方式是关键

大家先来思考一个问题:人生下来的时候血管都是好好的,为什么后来就堵了呢?这里面肯定有原因。

冠心病是多种原因导致的,比如高血压、糖尿病、吸烟、酗酒、高血脂、易怒、熬夜、缺乏运动等。如果做了心脏支架手术或心脏搭桥手术,重新拥有了好血管,但不改变上面这些不良生活方式,血管还是会堵塞的。

所以,不论是吃药、放支架、做搭桥,都要把不好的生活方式改一改,做到戒烟、戒酒、调节饮食、注意运动等,这非常关键。

世界卫生组织认为:健康=60%的生活方式+15%的遗传因素+10%的社会因素+8%的医疗因素+7%的气候因素

（二）调整生活方式的关键点：管住嘴，迈开腿

1. 冠心病饮食：少盐、少油、低胆固醇

- 少盐：饮食清淡。
- 少油：不要太油腻，尽量以花生油、豆油、菜籽油等植物油为食用油。
- 低胆固醇（见表 4-1）。

表 4-1　不同胆固醇含量的饮食

胆固醇含量高的食物（少吃）	动物脑组织、内脏、蛋黄、鱼子、蟹黄、奶油、椰子油等
胆固醇含量少的食物（多吃）	蔬菜、水果、豆类、坚果等

可以食用低胆固醇、低动物性脂肪的食物，如鱼、禽肉、各种瘦肉、豆制品等。

2. 适度运动

运动要循序渐进，不宜勉强做剧烈运动。对老年人提倡散步（每天 1 小时，可分次进行），做保健操，打太极拳等。

3. 戒烟、戒酒、控制情绪、少熬夜等

4. 控制体重（维持正常体重）

40 岁以上者尤其要注意预防发胖。注意测量腰围，女性超过 80 cm、男性超过 85 cm 为超标。

（三）真实案例

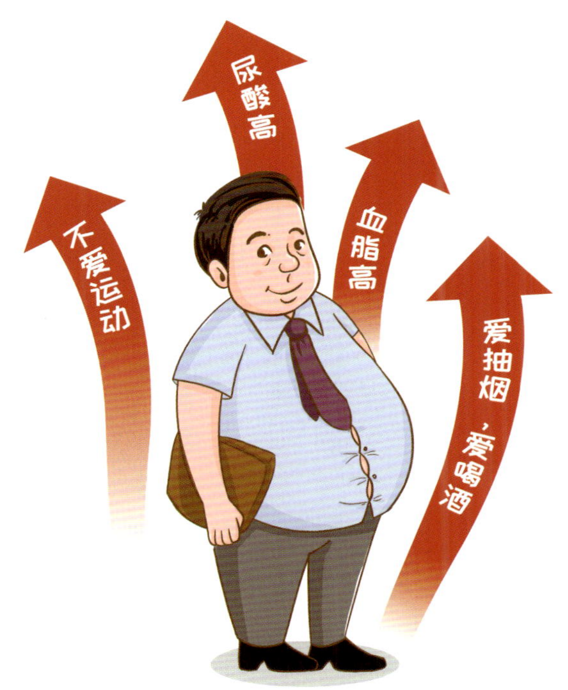

老陈，男，40 岁，尿酸高，血脂高，爱抽烟，爱喝酒，不爱运动，大腹便便。为了降低尿酸，老陈先吃降尿酸的药物，尿酸降了一些，但也没降到正常水平，脚背也时不时地疼痛难忍（尿酸高引发的痛风）。

后来，老陈血脂（胆固醇）也高了，没办法，他又开始吃降血脂的药物“阿托伐他汀”（立普妥），每晚 1 粒，胆固醇水平总算降到了正常水平。

就这样，吃着降尿酸、降血脂的药物，老陈的尿酸、血脂水平也不稳定，经常忽高忽低。

“这样下去可不行!”老陈心里想。他咨询了心血管内科的医生,后者建议老陈“调整不良生活方式”,于是老陈开始戒烟、戒酒、调整饮食(少盐、少油、低胆固醇、少嘌呤饮食)、运动。

老陈的努力终于有了收获,尿酸、血脂慢慢稳定了下来。坚持了3个月后,在医生的建议下,老陈把降尿酸及血脂的药物进行了逐渐减量,甚至逐渐停用,而老陈定期复查,结果显示尿酸、血脂水平仍然正常而且很平稳。

老陈的病例告诉我们:调整不良生活方式有时候比单纯吃药更重要!调整不良生活方式是控制疾病的根本措施,是“治本”,可以“防病于未然”。

当然了,老陈属于中年男性,尚未合并冠心病、糖尿病等疾病,听从医生建议逐渐停药是可以的。一般的冠心病患者绝对不可以自行停药、减药,必须认真听从心血管专业医生的建议。

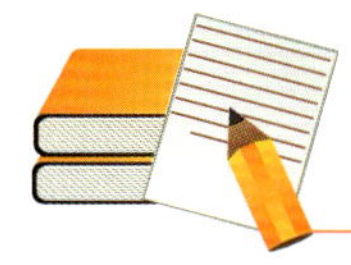

小科普

血脂是什么？

● 血脂是血中总胆固醇、甘油三酯、低密度脂蛋白胆固醇等物质的总称，医院中有“血脂”这一检验项目。

● 上述三项中任何一项升高，都可认为是“血脂高”。

● 目前，低密度脂蛋白胆固醇是临床医生最重视的血脂指标。确诊冠心病或放了心脏支架的患者，建议该指标低于1.8 mmol/L，而不仅是化验单上显示“不高”就行了。

● 需要注意的是，血脂项目中“高密度脂蛋白胆固醇”目前被认为是有益的胆固醇，该指标水平高者不用担心。

二、药物治疗是基础

● 一旦确诊冠心病，无论放不放支架，都需要终生服药，以防止病情进展。

● 单纯药物治疗适用于病情较稳定、血管狭窄较轻（一般不超过 70％）的患者。

● 狭窄较轻的造影如图 4-1、图 4-2 和图 4-3 所示。

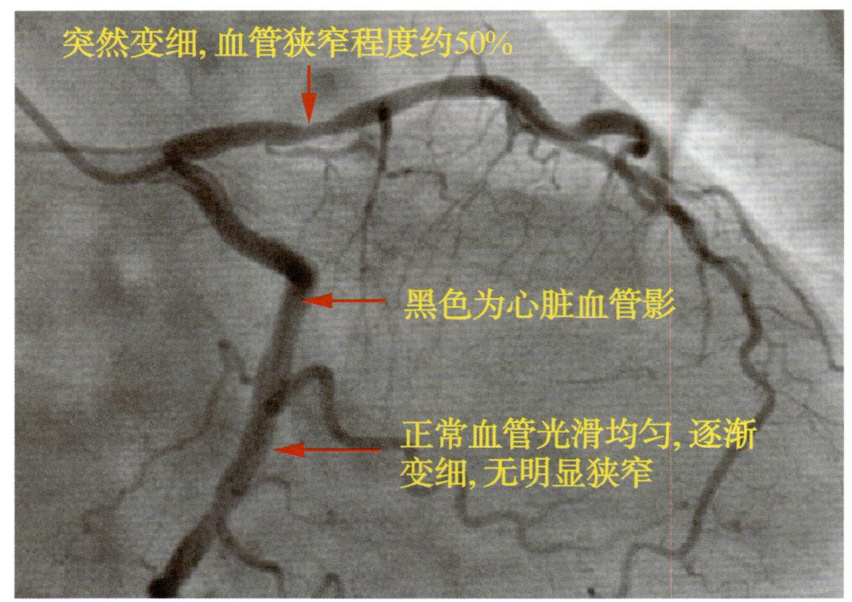

图 4-1　狭窄约 50％的造影

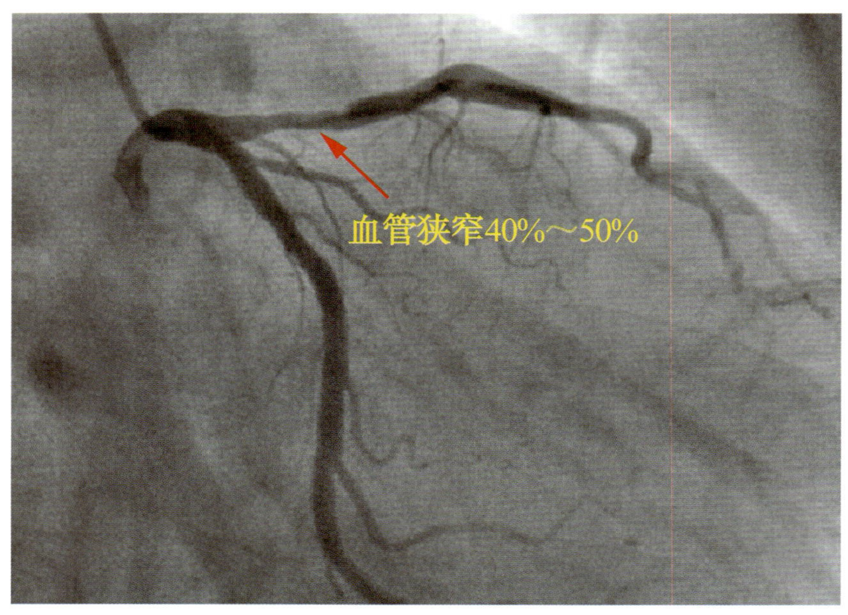

图 4-2　狭窄 40％～50％的造影

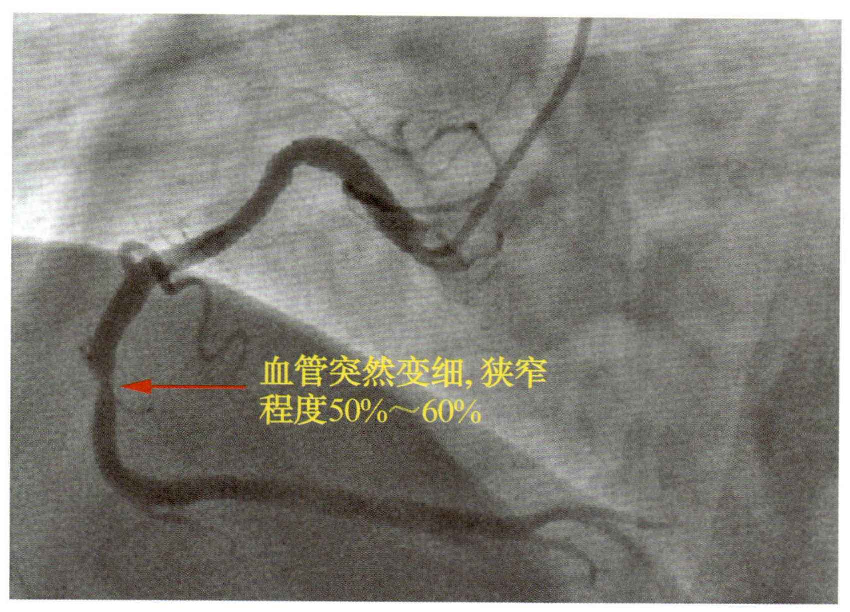

图 4-3　狭窄 50%～60%的造影

三、介入(心脏支架)治疗

● 作用:防止发生心肌梗死、预防猝死;改善心脏供血,改善症状,提高生活质量;改善预后等。

● 适用于血管狭窄程度较重的患者。狭窄程度超过70%的患者可以考虑。

● 优点:微创、安全、有效、可重复等。

● 狭窄程度较重的造影如图 4-4 和图 4-5 所示。

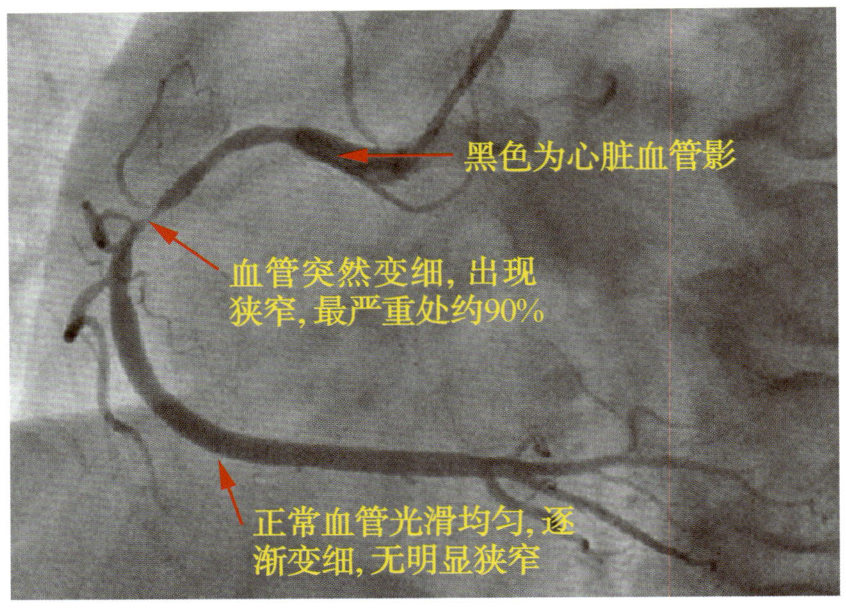

图 4-4 狭窄程度约 90%的造影

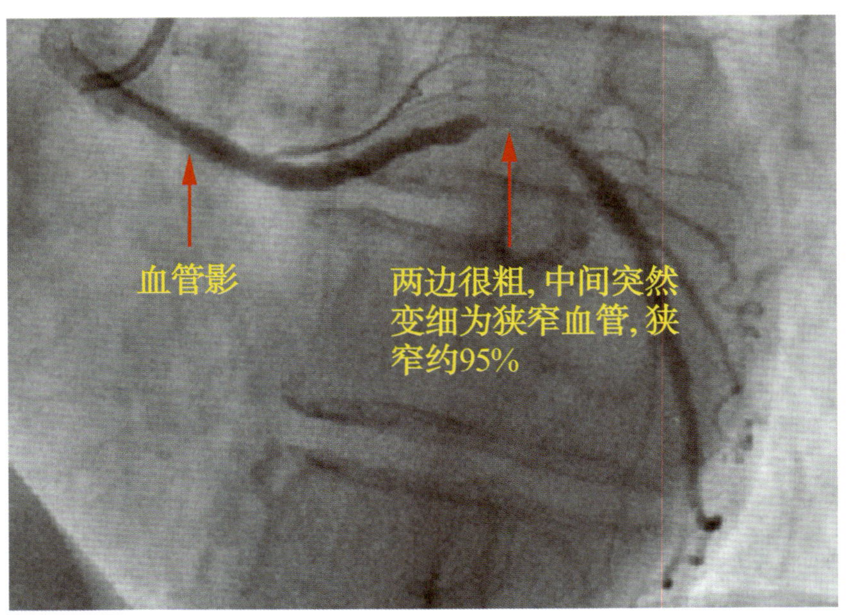

图 4-5 狭窄程度约 95%的造影

(一)心脏支架植入

● 支架是用什么材料做的?心脏支架是用特殊材料制成的,常用材料是不锈钢、镍钛合金或钴铬合金。

● 支架是怎么送入心脏的?心脏支架是通过特定通路,应用特殊器材(导管、导丝)送到指定部位的。

● 心脏支架打开时,需要一种球囊从里面充气扩张,撑开支架,如图 4-6 所示。

● 心脏支架还取出来吗?心脏支架(金属网)释放后,会永久留在释放的位置,不会消失,一般也不会再取出。

● 血管里原来的斑块去哪里了?心脏血管里原来的斑块(堵塞物)没有消失,也没有取出来,只是被挤压到了边上,解除了狭窄,让管腔恢复了原有的通畅。

此外,大部分患者在放入心脏支架之前,需要提前应用一种类似气球一样的球囊预先扩张血管斑块,以利于心脏支架的通过与释放,如图 4-7 所示。

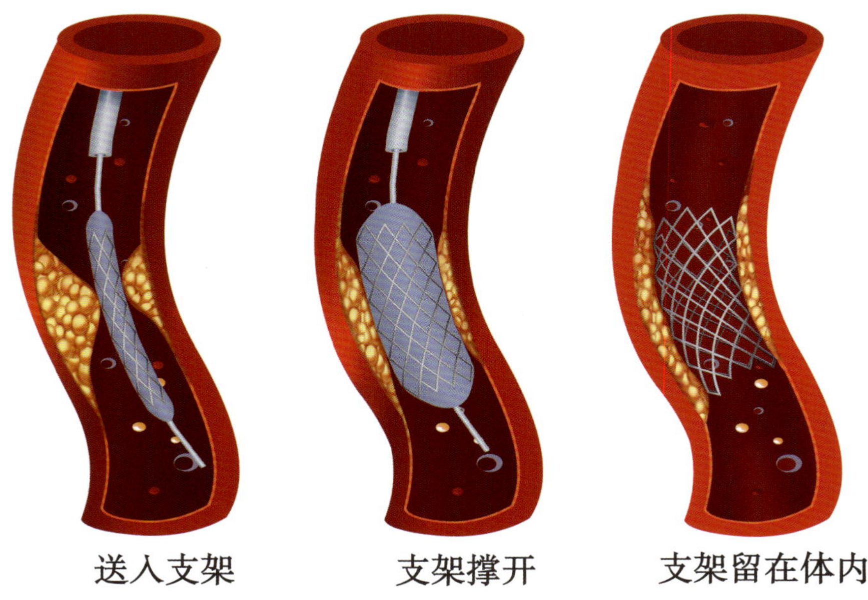

图 4-6 心脏支架植入示意图

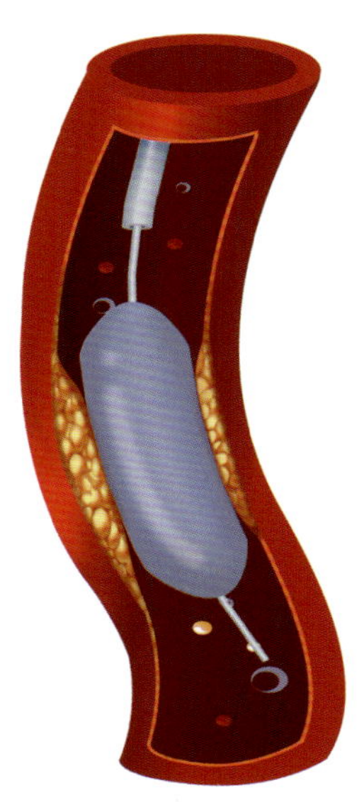

图 4-7 提前应用类似气球一样的
球囊预先扩张血管斑块示意图

(二)心脏支架实物图

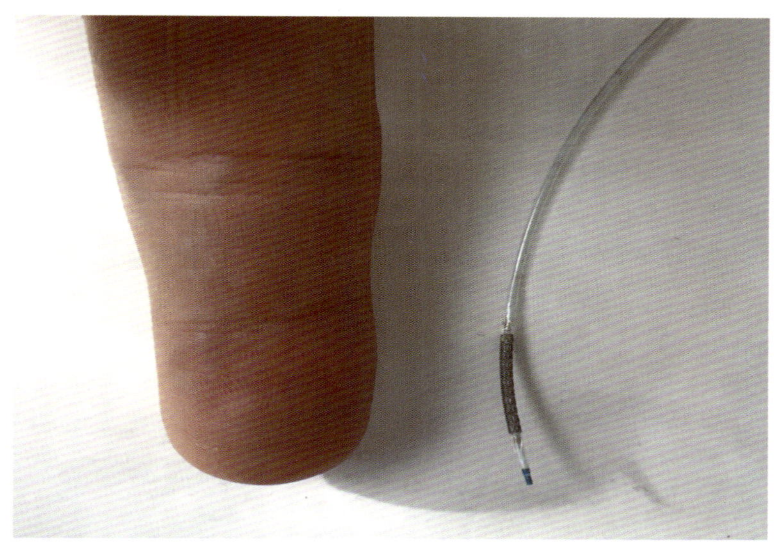

图 4-8 心脏支架未撑开前

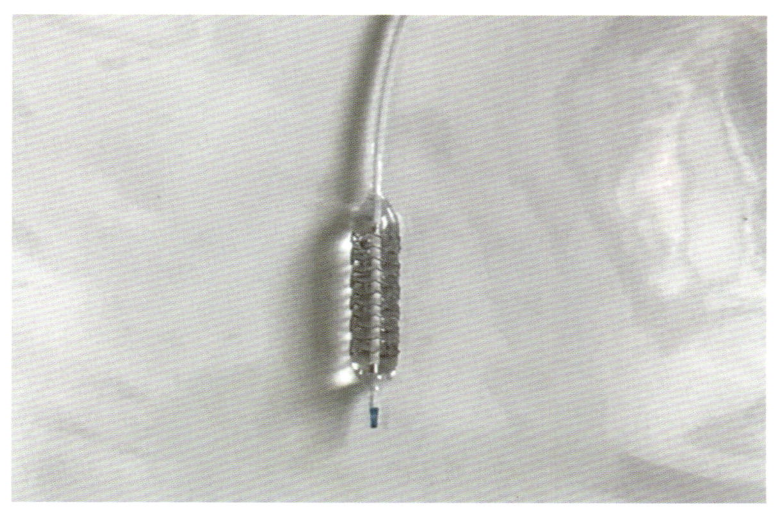

图 4-9 心脏支架在球囊作用下撑开

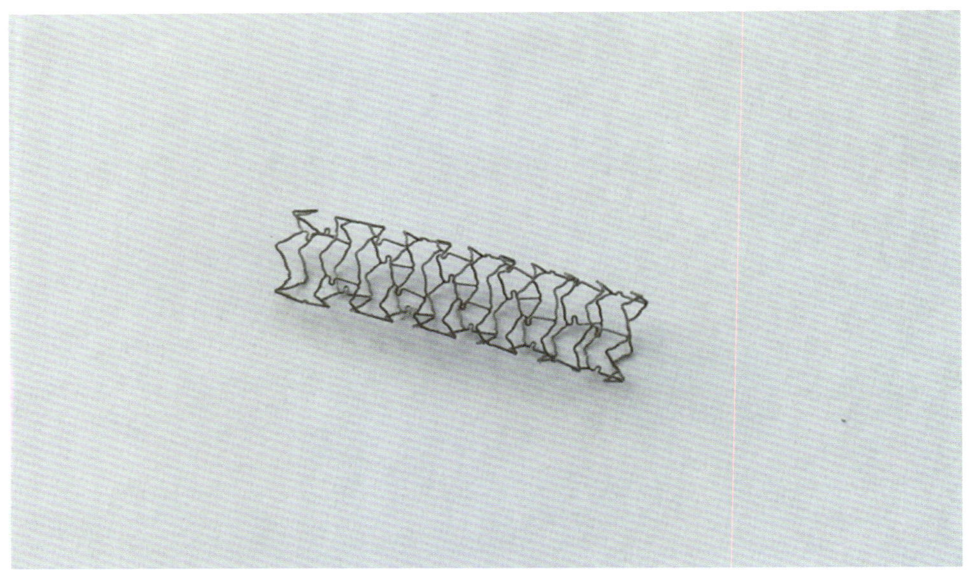

图 4-10　心脏支架完全撑开(撤出支架内球囊后)

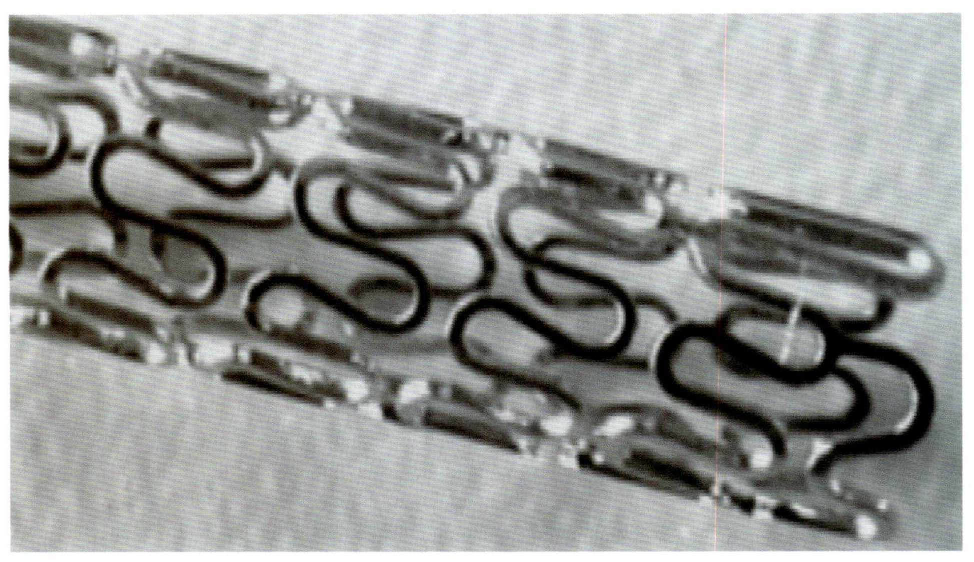

图 4-11　另一种心脏支架完全撑开(撤出支架内球囊后)

(三)心脏支架的实际植入过程

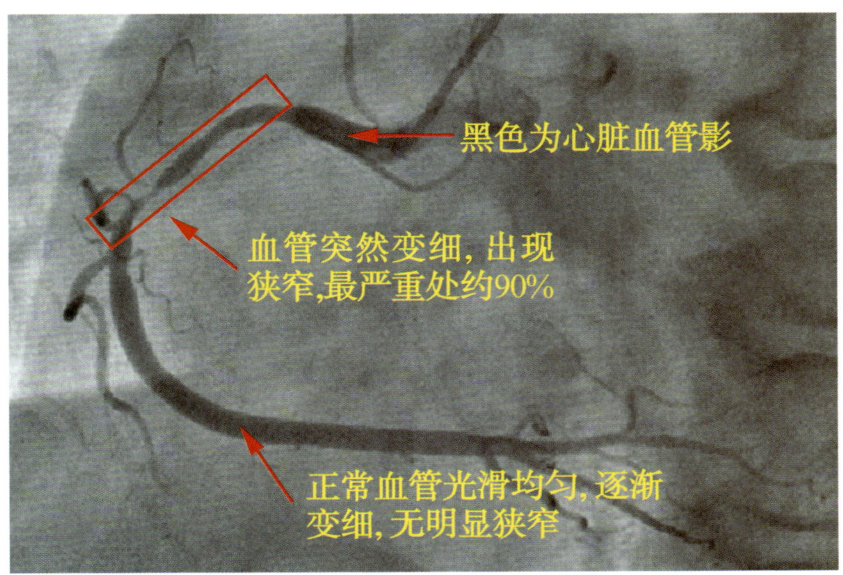

图 4-12　心脏支架植入前

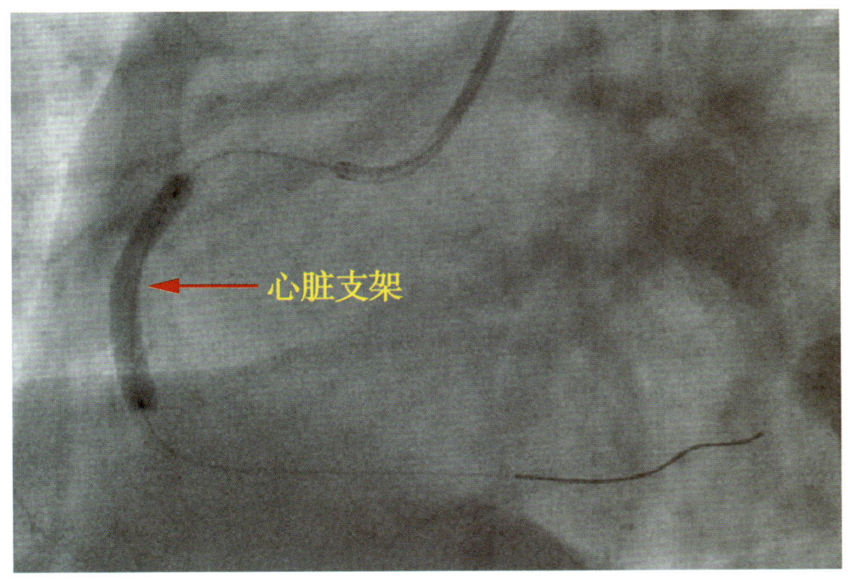

图 4-13　心脏支架植入中

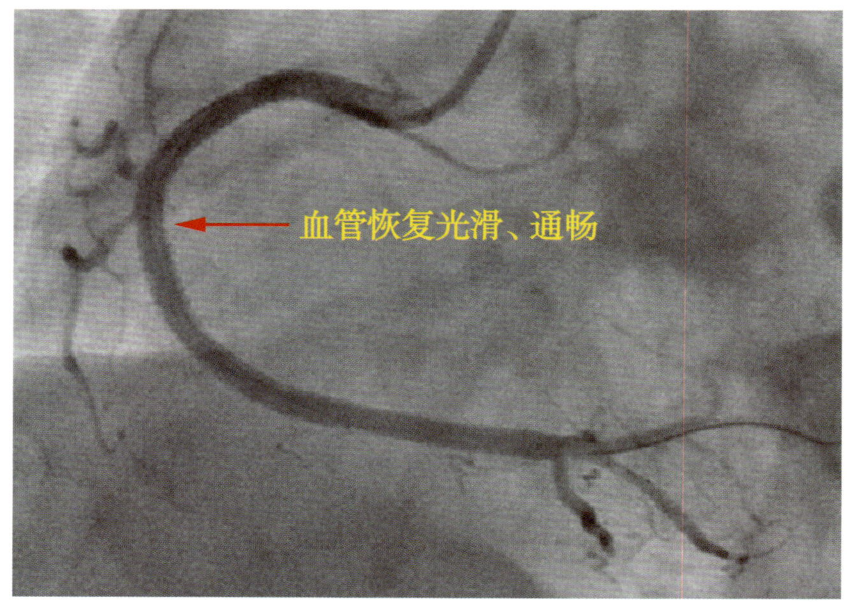

图 4-14　心脏支架植入后

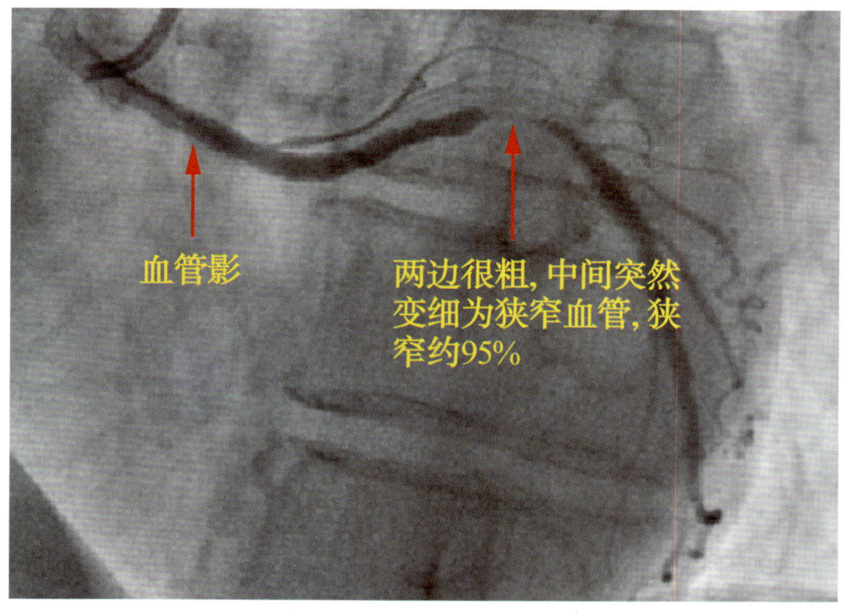

图 4-15　心脏支架植入前

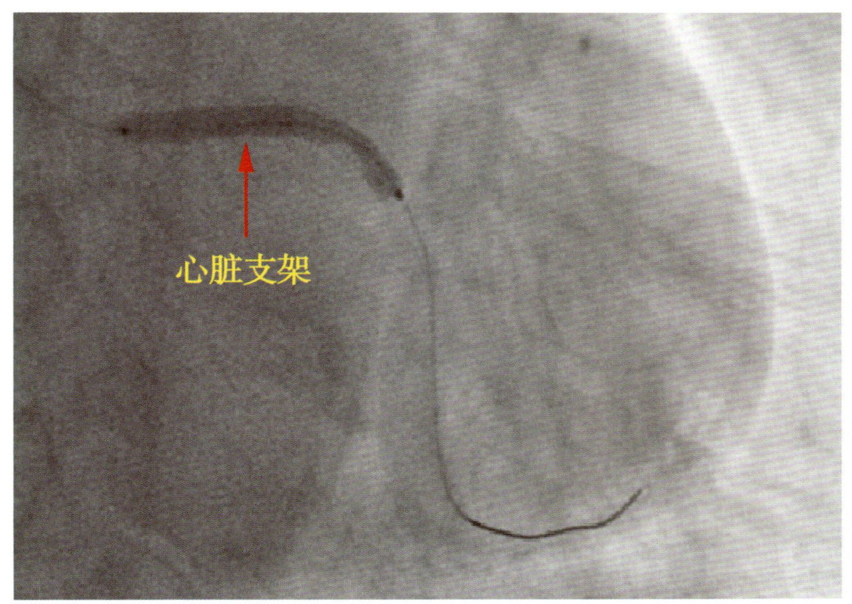

图 4-16　心脏支架植入中

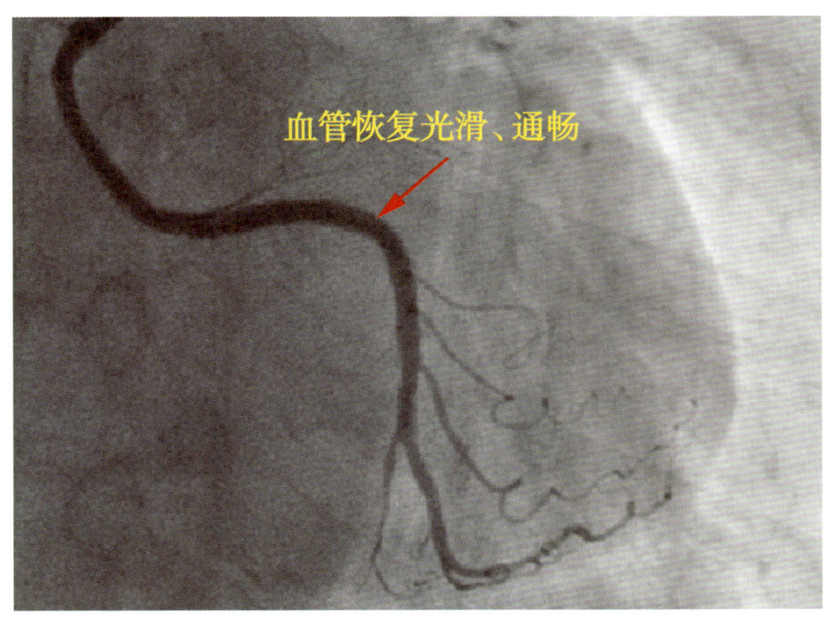

图 4-17　心脏支架植入后

（四）心脏支架植入前后对比

心脏支架植入前后对比如图 4-18、图 4-19、图 4-20 所示。

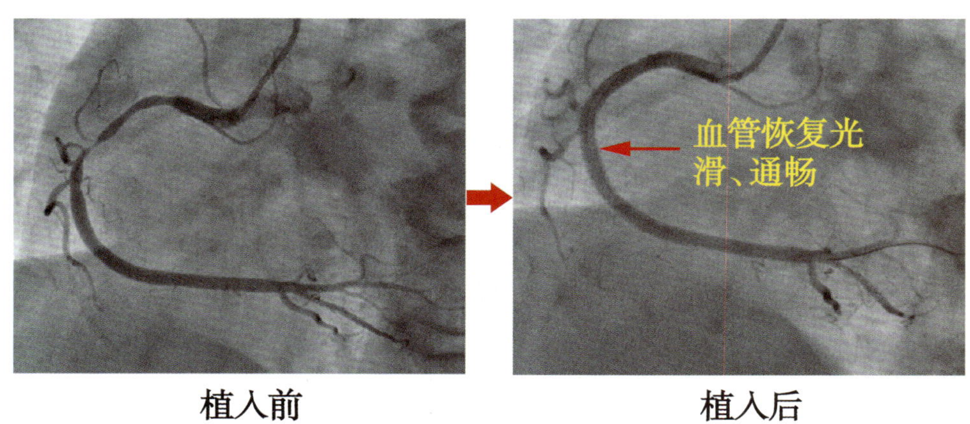

图 4-18

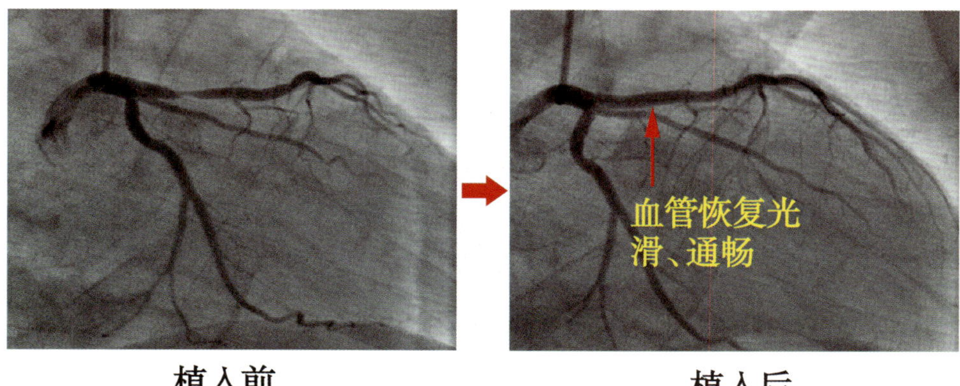

图 4-19

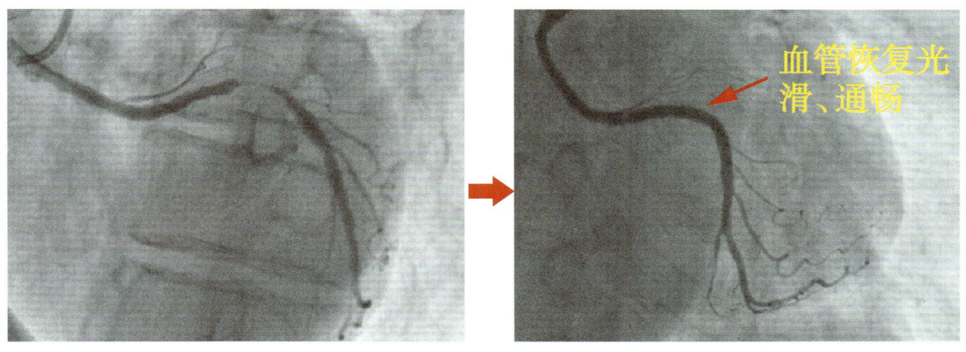

图 4-20

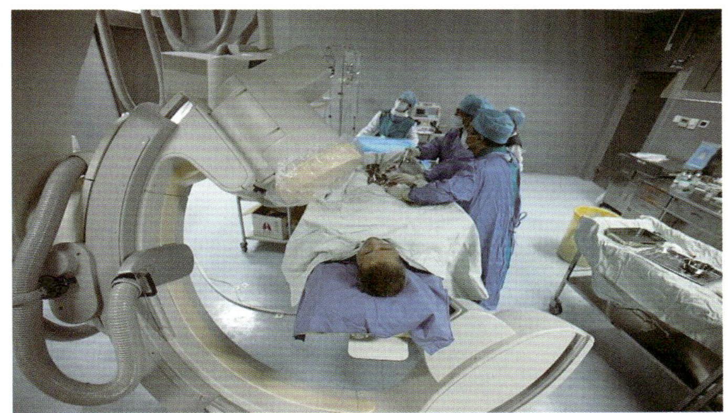

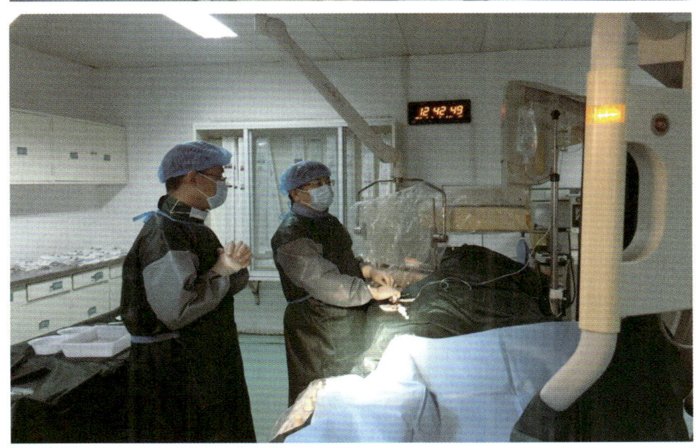

图 4-21　心脏支架术中

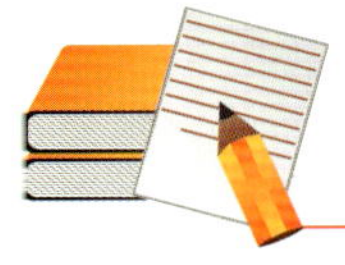

小读物

介入医生的“以命换命”

介入(心脏支架)医生也许不是“一尘不染”的天使,但绝对值得您的尊重。介入医生在救治生命的同时,也在透支着他们自己的生命!所以从某种意义上说,介入医生是在“以命换命”。

1. 每台手术都在“吃”射线

众所周知,射线对人体是有害的,很多医生在多年以后,会查出各种因射线导致的疾病,如白内障(5.5%)、皮肤病变(4.8%)及血液系统疾病和癌症(4.8%)等。患者在接受手术时,单台手术的射线危害并不大,医生的疾病是长年累月做手术积累的结果。

2. 身上铅衣30斤

介入医生上台需要穿着铅衣,一身铅衣重约15千克,手术过程中医生一直站着。手术时间长短不一,许多复杂手术需要2小时以上才能完成,一天几台手术下来,往往需要站5～6个小时。手术结束后,医生的手术衣常常湿透,甚至能“拧出水”(见图4-22)。手术结束后,医生往往疲惫不堪,术后还需要查看患者、完成手术记录等。第二天,他们可能还需要看门诊、收患者,照常完成烦琐的日常工作。

3. 加班加点,没日没夜

日常手术中,没有按时下班这一说。患者突发心肌梗死需要急症手术,半夜里也要往医院赶。

此外,介入医生还有免疫力下降、头发脱落、腰酸背痛、腰椎间盘突出等问题。

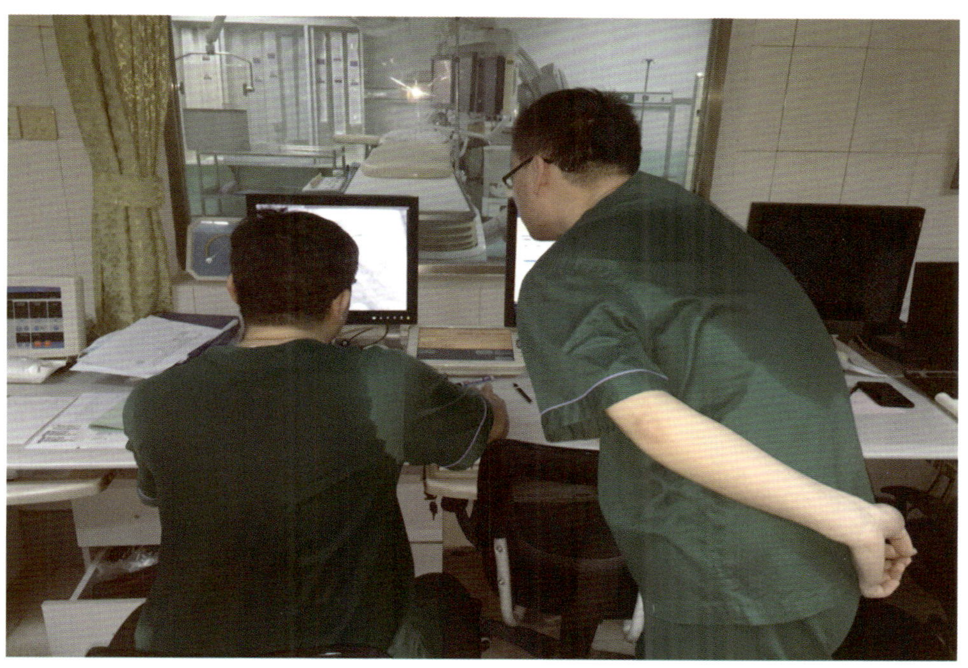

图 4-22 手术医生汗流浃背

心脏支架手术(介入手术)发展简史

心脏支架手术经过数代人不懈的努力,发展至今取得了巨大进步。

1. 世界上第一例心导管检查。1929 年,德国医生沃纳·福斯曼在自己身上完成了世界第一例心导管检查(见图 4-23)。他将一根导管通过静脉送至自己的心脏,在自己身上完成了检查。1956 年,沃纳·福斯曼获得诺贝尔生理学或医学奖。

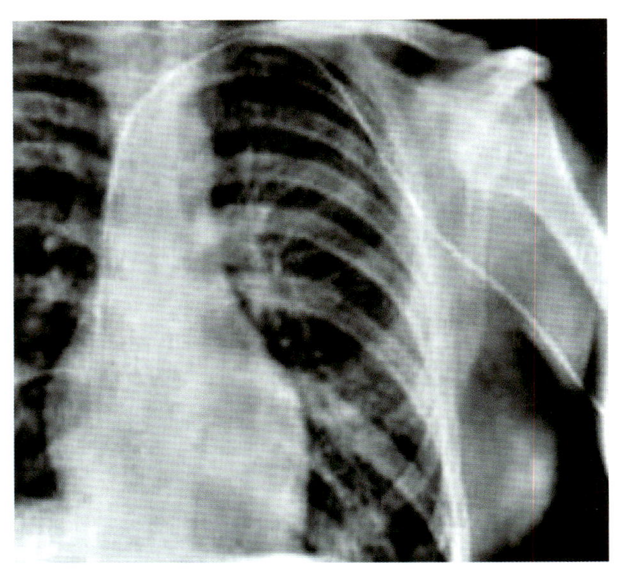

图 4-23 沃纳·福斯曼完成的第一例心导管检查

2. 世界第一例冠脉(心脏血管)造影(见图4-24)。1958年,美国医生索恩斯误将造影导管送入患者的心脏血管(冠状动脉),从而完成了人类第一例冠状动脉造影术,使人类的心脏血管清晰显影,开创了现代心脏介入手术的新时代。

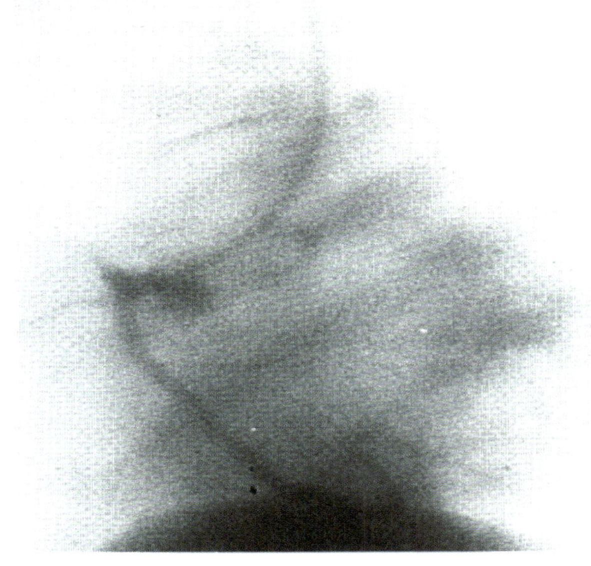

图 4-24 美国医生索恩斯完成的冠脉造影

3. 世界第一例心脏血管球囊扩张。1977年9月15日,瑞士医生根特扎格完成了世界上第一例冠状动脉(心脏血管)球囊扩张成形术。他使用一种类似气球的球囊,其膨胀起来时可以将血管内的斑块压向两边,从而使血管恢复通畅,如图4-25所示。

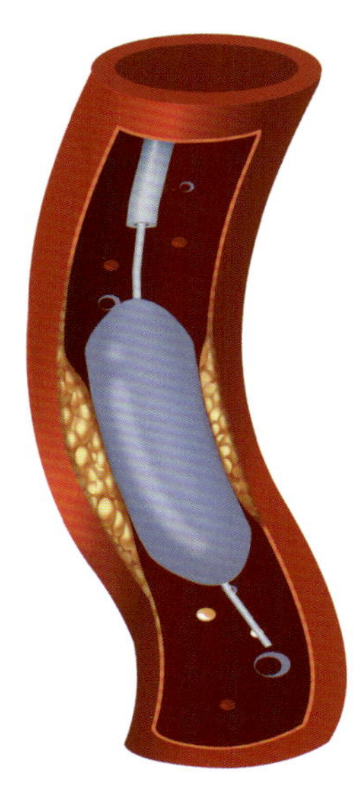

图 4-25 球囊扩张血管斑块示意图

许多患者在接受球囊扩张之后，血管内的斑块会再次生长，血管会再次狭窄。因此，有人设想，放入一个金属支架或许能阻止心脏血管斑块的再次生长。

4. 世界第一例冠状动脉（心脏血管）支架植入术。1986 年，法国医生西格瓦特开展了世界上首例冠状动脉支架植入术（见图 4-26 和图 4-27）。

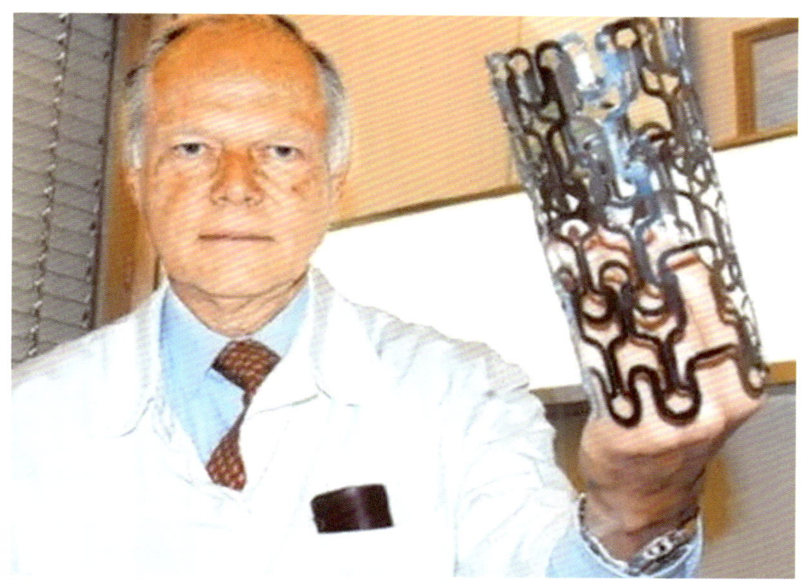

图 4-26　法国医生西格瓦特展示金属支架原理

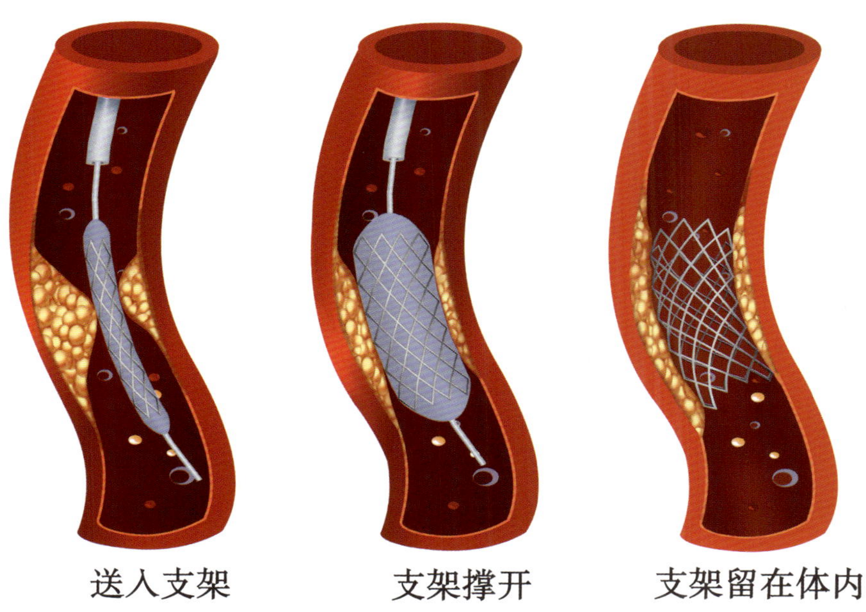

图 4-27　心脏血管支架植入示意图

5. 中国最早的心脏介入手术。1990年前后，我国的朱国英教授、高润霖教授、贾国良教授、吕树铮教授等开展了中国最早的心脏支架植入手术。

6. 最初的心脏支架为金属裸支架。简单来说，金属裸支架就是金属网，上面没有药物。后来研究人员发现，植入金属裸支架的患者约20%在植入部位后期出现了再次狭窄或急性支架内血栓。为解决这一问题，药物涂层支架应运而生。

7. 药物涂层心脏支架(金属网外涂有药物)。经大规模临床试验证实能大大降低心脏支架手术后的再狭窄率后，药物涂层心脏支架从2001年9月开始广泛应用于临床。截至目前，临床上使用的绝大部分心脏支架都是药物涂层心脏支架。

8. 生物可降解支架。生物可降解支架是由可降解的生物材料制成的，在完成其支撑作用后，后期可自行降解吸收。目前，生物可降解支架尚处于临床试验阶段，临床应用尚未完全成熟。

目前，中国心脏支架手术(介入手术)的整体技术水平已经位居世界前列，与美国、日本等发达国家非常接近。

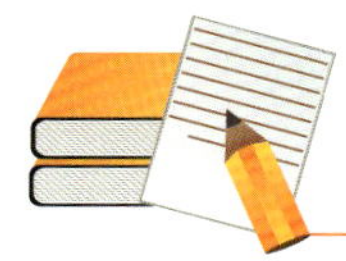

专家答疑

问:网上流传,国外有先进技术能把血管内的斑块磨成粉末,心脏支架就不用放了,是真的吗?

答:不是真的。所谓的"国外先进技术"叫"斑块旋磨技术"(见图4-28),是心脏介入手术的一种,目前在国内该技术也很成熟。不过,该技术现在只适合少数符合条件的特殊血管斑块,如钙化斑块("硬"斑块),适用范围很窄。在旋磨之后,我们往往仍会再植入心脏支架。

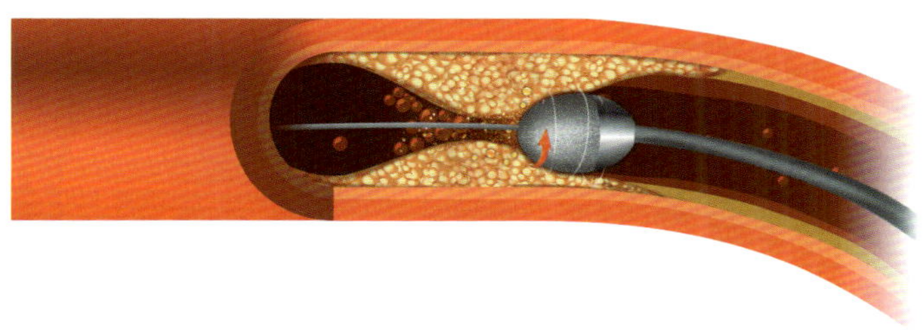

图4-28 冠状动脉斑块旋磨术示意图

四、外科心脏搭桥手术治疗

● 简单来说，心脏上一共有三条大血管（前降支、回旋支、右冠状动脉）。心脏血管的主要分支如图4-29所示。

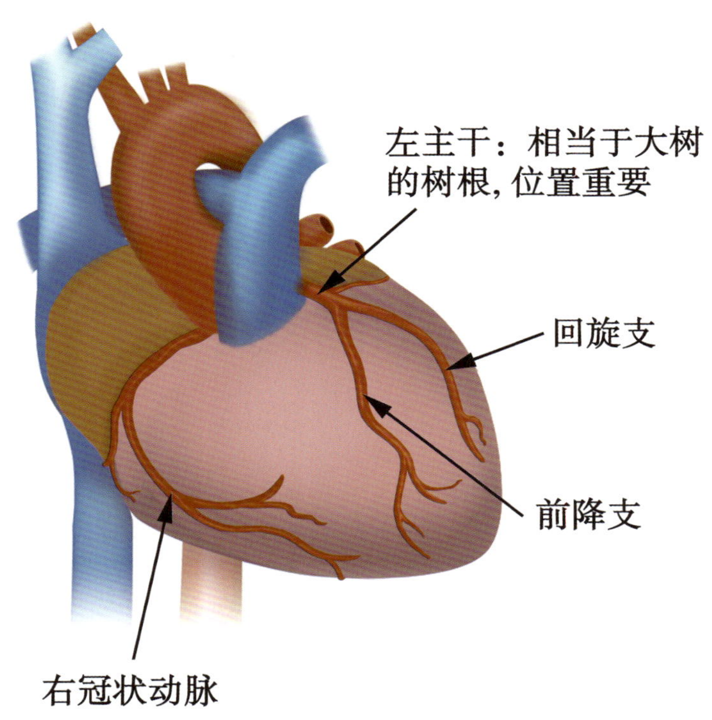

图 4-29　心脏血管的主要分支

● 如果三条大血管都堵得特别厉害，病变长度很长，需要心脏支架的个数很多，或有血管根部（左主干）狭窄，不适合心脏支架植入时，可能就需要采取外科心脏搭桥手术治疗（见图 4-30）。

● 心脏搭桥手术适用于三根血管弥漫狭窄或部分高危左主干病变等。

● 搭桥手术的缺点：

1. 手术创伤大，需要“开胸”。

2. 如果搭桥手术后心脏血管或桥血管再次出现严重狭窄，则再次搭桥及心脏支架植入的难度较大。

3. 外科搭桥的血管 5～10 年后可能会出现桥血管再狭窄甚至闭塞，尤其是静脉桥血管。

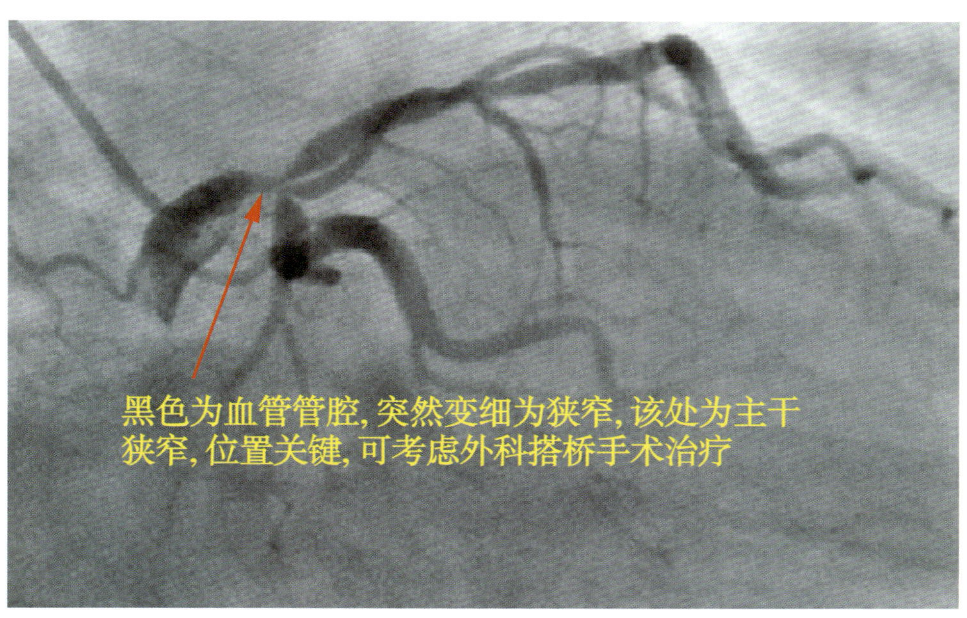

图 4-30　适合接受搭桥手术的血管影像

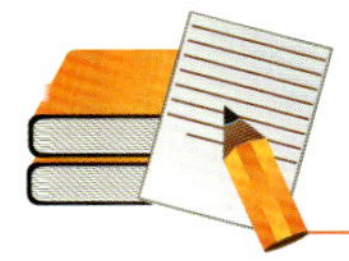

专家答疑

问:血管堵塞很严重,我是选择心脏支架手术呢,还是心脏搭桥手术呢?

答:首先,这个问题的答案并不是固定的,一定要结合自身的具体病情进行具体分析。

心脏上一共有三条大血管(前降支、回旋支、右冠状动脉)。一般情况下,如果堵了其中一或两根,血管堵塞的长度不是很长,需要的心脏支架数量不是很多(比如不超过 4 个),那么选择心脏支架手术可能是更好的选择。

如果患者年龄较大(如超过 75 岁),身体素质一般或不太好,可能倾向于心脏支架手术。因为心脏搭桥手术创伤很大,年龄大、体质差的患者可能无法耐受,术后恢复困难;而心脏支架手术属于微创手术,一般患者的身体条件都耐受,术后恢复较快。

倾向于心脏搭桥手术的情况有:手术风险很大的左主干病变;患者有糖尿病,而且三条大血管都堵得特别厉害,病变长度很长、很弥漫,需要的心脏支架数目很多(如不低于 5 个)。需要注意的是,出现这种情况也不是说一定不能放心脏支架。

听从手术医生(或主管医生)的意见往往是明智的选择。无论何时,主管医生都是最了解患者病情的那个人。

第五章　关于支架问题的“问”与“答”

一、心脏支架：救人无数，却又为何“臭名远扬”？

答：心脏支架（见图 5-1）可能是世界上被误解最多的医疗耗材。每个人的身边可能都有植入过心脏支架的亲人或朋友。即使是心内科医生的父母亲人，出现心脏血管狭窄或堵塞时也需要植入支架。美国前总统小布什（2013 年 8 月植入心脏支架）、克林顿（先搭桥后支架）等都植入了心脏支架，且效果良好。

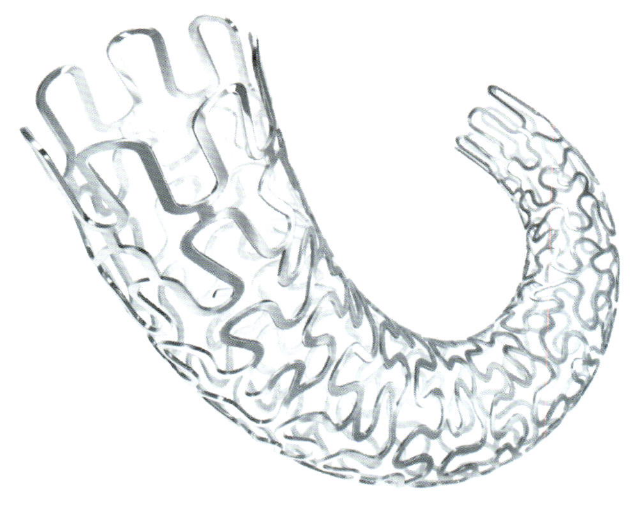

图 5-1　心脏支架示意图

大多数植入支架的患者效果都很好，改善了症状，延长了生命，预防了心肌梗死和猝死，只有极少数人出现了一些问题（也许与植入支架并不相关）。但是，这往往更容易引起舆论轰动和快速传播，最后以讹传讹，谣言四起，造成大众对心脏支架的片面理解和负面印象。

谣言止于智者，而心脏支架方面的“智者”就是公立医院的心血管内科医生，他们是这个领域最专业、最有发言权的人，我们要相信自己的主治医生。不论如何，心脏支架的确是救人无数，并且还将救人无数。

二、放上支架后，是不是啥也不能干了？人是不是就成了“废人”了？

答：错。放上心脏支架后，患者的所有活动从理论上讲都较以前更安全了。

放支架之前的血管如图 5-2 所示：

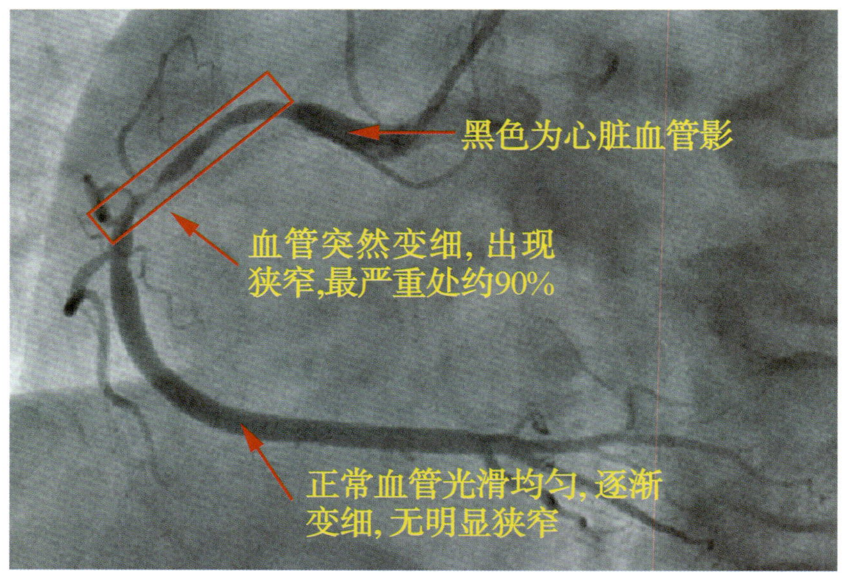

图 5-2　放支架之前的血管

放支架之后的血管如图 5-3 所示：

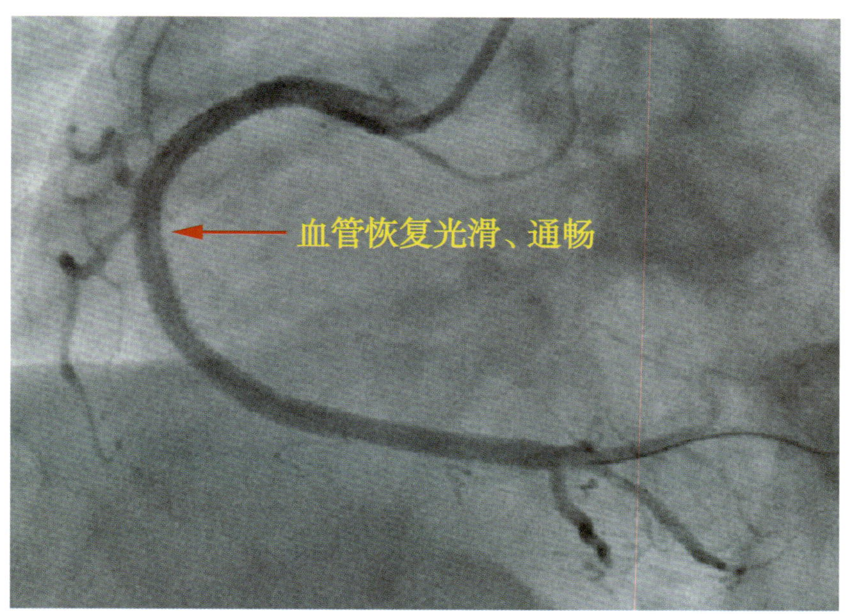

图 5-3　放支架之后的血管

显而易见，放支架之后的血管比以前好多了，活动比以前更安全了。不过编者也建议，如果血管堵塞到了需要植入支架的程度，应注意休息，适度活动，避免高强度劳动或过度劳累，以保护自己的心脏。

三、支架能持续使用多长时间？

答：没有具体期限，理论上可以应用终生。

如果注意控制血压、血糖，规律服药，调节饮食，戒烟、戒酒，控制情绪等，放支架的血管可以长时间不出问题。

如果植入支架后不解除导致血管狭窄的原因，如不戒烟，不控制血压、血糖等，放支架的血管就会与其他血管一样，再次出问题（出现狭窄）。

四、是不是放了心脏支架，冠心病就好了，就不用天天吃药了？

答：不是的。冠心病是一种慢性病，从理论上讲，目前尚无法治愈，只能服药控制其发展。

植入心脏支架可解除心脏血管的严重狭窄，改善冠心病症状，预防心肌梗死和猝死，改善生活质量及长期预后，但无法将冠心病治愈。因此，不论放不放支架，冠心病患者都需要终生服药，并且需要改变不良生活方式，控制病因。

五、放了心脏支架的血管和其他血管还会堵吗？

答：有可能。人本来都有一副好血管，像新买的水管一样光滑通畅，但后来血管却由于各种原因（如高血压、糖尿病、高血脂、吸烟等）而出现了堵塞。放了心脏支架后，相当于再重新给自己配置一副好血管，但能不能持久，关键还得看患者自己。

六、放了支架后，是不是要一辈子吃药保护支架？

答：需要天天吃药，但不是为了保护支架。如果病情发展到了需要放心脏支架的地步，那么无论这支架放还是不放，都需要终生规律服药。

放了支架，需要额外多吃一种药物（氯吡格雷或替格瑞洛）至少 1 年至 1 年半。至于其他药物，无论是否放支架，患者都需要长期服用。

长期服药主要不是为了保护支架，而是为了防止冠心病进一步发展（防止支架内及其他血管再堵）。

七、放了心脏支架后，支架再堵了怎么办？

答：可以在支架内重复放置支架，也可以应用药物球囊等。

八、支架在国外是不是已经被淘汰了？

答：错误。这种说法是典型的“谣言”，纯粹是博人眼球而已。据统计，2016 年中国开展心脏支架手术约 66 万例，美国开展心脏支架手术约 90 万例，中美对比如图 5-4 所示。

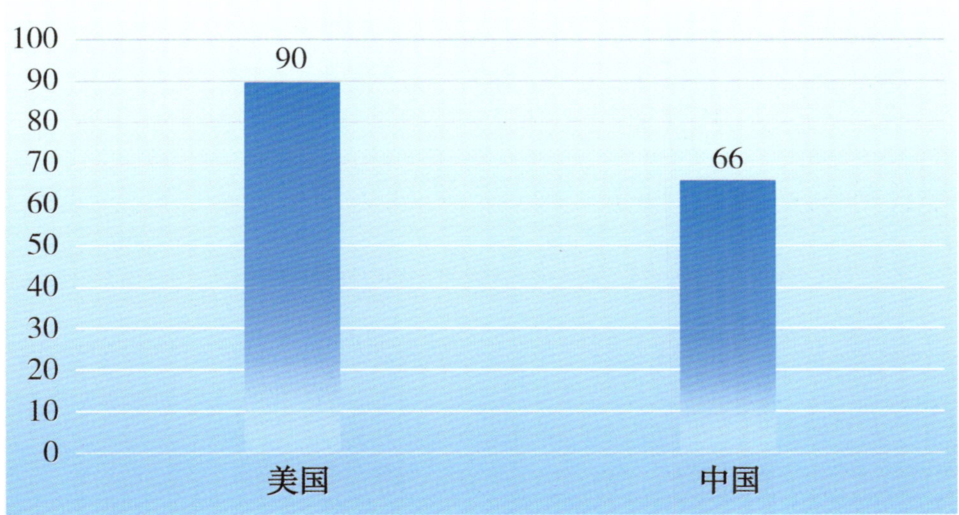

图 5-4　2016 年心脏支架手术患者总数中美对比

（单位：万例）

2017年10月20日，一名美国患者成功植入了由中国制造的心脏支架（BuMA，生物降解药物涂层冠脉支架系统），这在美国尚属首次。

药物治疗、支架治疗、搭桥治疗是目前世界各国治疗冠心病的三种正规治疗方法。至于采用何种治疗方法，可依据患者的病情而定。

中国、日本专家善于精细操作，心脏支架手术做得炉火纯青，为此西方专家常邀请中国专家赴欧美进行手术演示；而欧美专家做的搭桥手术严谨成熟，值得中国外科医生借鉴学习。

图5-5和图5-6所示为2017年11月1日的美国丹佛经导管心血管治疗（TCT）会议上，来自中国南京市第一医院的陈绍良教授受邀进行心脏支架手术演示。

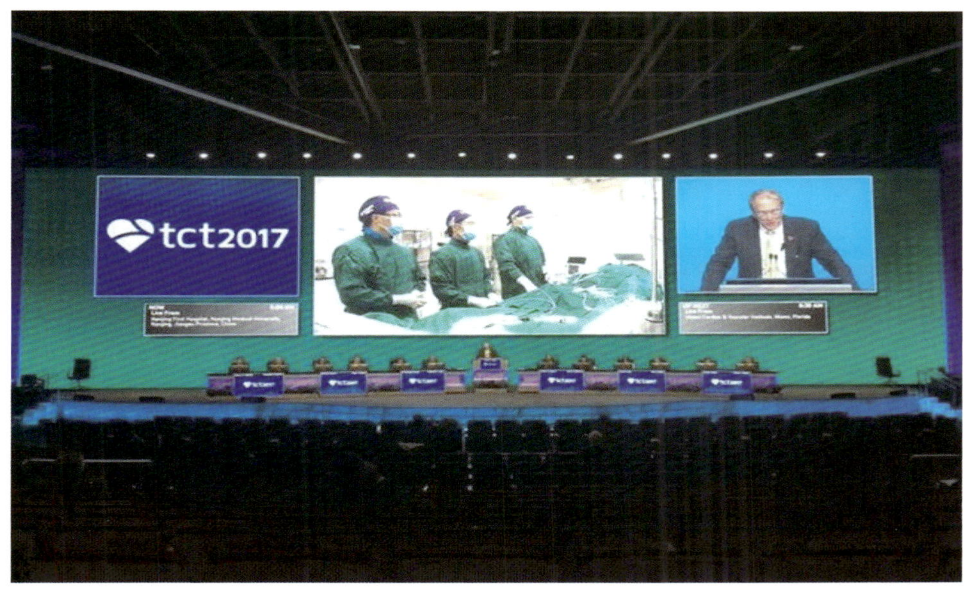

图 5-5　美方邀请陈绍良教授进行心脏支架手术演示

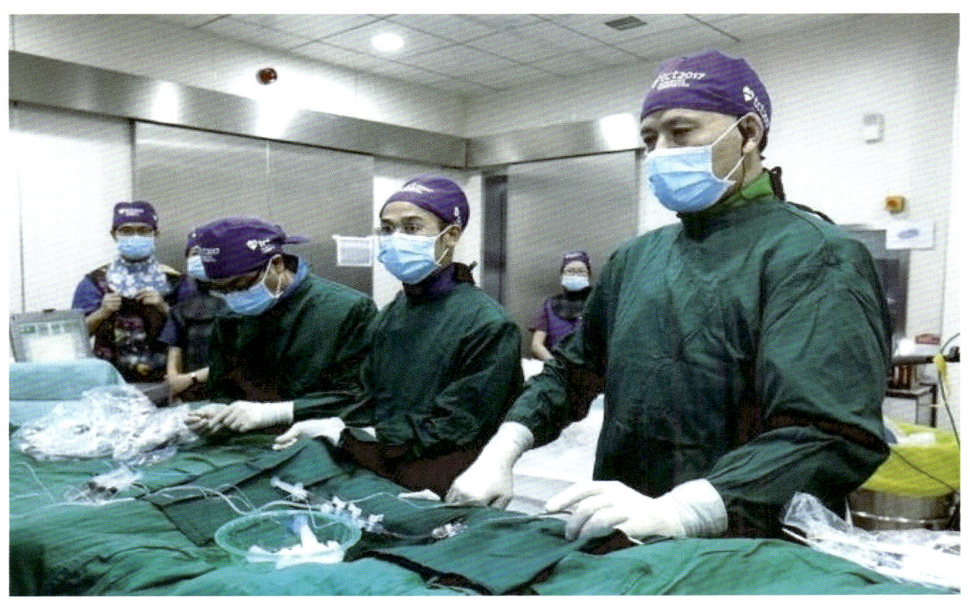

图 5-6　陈绍良教授与助手正在进行心脏支架手术演示

九、心脏支架植入后，人体会有排斥反应吗？

答：没有，至少目前没有发现明显的排斥反应。

十、如果剧烈活动或咳嗽，支架会脱落/移位吗？

答：不会。手术过程中，支架发生脱落的风险极小，主要原因是患者血管迂曲、严重钙化等。手术之后支架一般不会再发生脱落，即使剧烈运动、咳嗽、胸外按压等也不会。

十一、支架手术后会感觉心前区不适，这是正常的吗？不适会持续多长时间？

答：支架手术后，大部分人毫无感觉，有些人会感觉立即舒服了很多，也有些人感觉轻微胸闷、胸痛（针扎样疼痛）等。

轻微不适一般不需特殊处理，如果症状持续不缓解或持续加重，则需要及时报告主治医生。持续时间也因人而异，有些人很快就会缓解，也有些人可能持续数月。

十二、支架术后，需要做其他手术怎么办？

答：一般不建议在药物支架植入后1年内行其他手术，这主要是因为一般外科手术都需停服阿司匹林、氯吡格雷，以防术中出血过多，而停用此两种药物可能会诱发支架内血栓形成，严重时可危及生命。如支架植入1年内确需行其他手术，为稳妥起见，请咨询主治医生。

支架植入1年后，如心脏病情稳定，短期停用（不超过1周）阿司匹林问题不大可行其他手术；如需停用阿司匹林的时间较长，请咨询主治医生。

十三、放了支架后，发热、感冒该如何用药？

答：一般来讲，治疗感冒、退热的常用药物与支架术后所服药物没有明显冲突，可以使用。

十四、国产支架质量可靠吗？与进口支架区别大吗？

答：国产支架质量可靠，在主要功能、临床应用效果、使用年限上与进口支架区别不大，但在做工与细节上有微小差距。价格方面，国产支架比进口支架便宜。在实际手术中，选择国产支架还是进口支架，手术医生具有第一选择权。例如，部分病变只适合应用进口支架或只适合应用国产支架。

十五、就心脏支架手术而言，国产支架、进口支架都能报销吗？

答：一般都能报销，具体请咨询当地医保部门。

十六、心脏支架手术后，能做核磁共振检查吗？

答：可以。2007 年美国心脏协会在声明中明确指出：几乎所有市面上的冠脉支架产品都经过了测试，并且已经注明对磁共振（MR）安全。所有的心脏支架在不超过 3 T 的磁共振检查中都是安全的。

十七、心脏支架手术后，能做胃镜吗？需要做胃镜时怎么办？

答：视情况而定，建议最好咨询行支架手术时的主管医生。能不能做胃镜检查，主要取决于以下几点：

1. 当前心脏方面的病情是否稳定，如有无心绞痛发作、有无憋喘等心衰症状。

2. 心脏血管的狭窄是否已经完全解除(是否有未处理的严重狭窄血管)。

3. 综合考虑患者年龄、体质、并发症等多种因素。

做胃镜前需要注意以下几点：

1. 胃镜检查前可能需要停用阿司匹林、氯吡格雷或替格瑞洛等药物1周(如发现胃息肉等，可能需要行内镜下切除等)。

2. 最好能咨询当时行支架手术的主管医生。

十八、在美国，放个心脏支架很便宜(几千块钱)，是真的吗?

答：错误。在美国，植入1个心脏支架费用合计在5万美元左右(折合人民币约32万元，2018年美国克利夫兰价格)；在中国，植入1个心脏支架费用合计在3万人民币左右(报销前)。两者对比如图5-7所示。

由图5-7可以看出，那些说“在美国放个心脏支架就几千块钱”的言论也是典型的“谣言”。

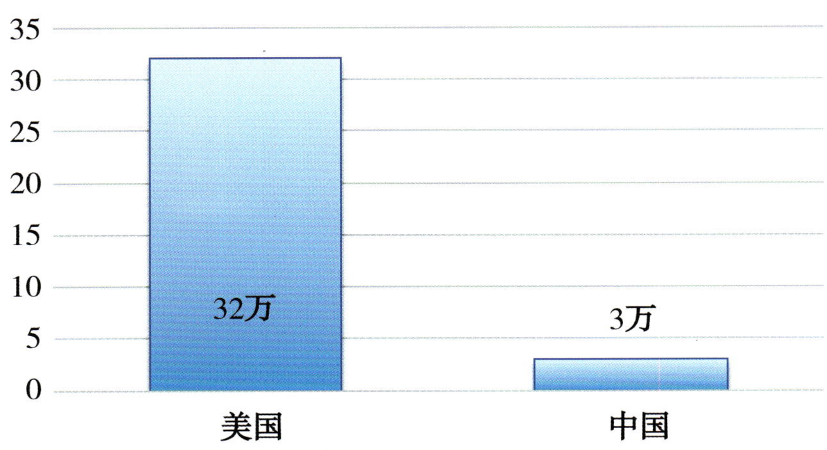

图 5-7 植入 1 个心脏支架的中美平均费用对比
(单位:人民币)

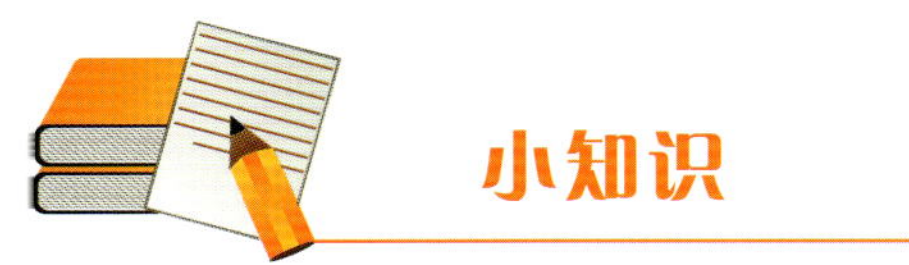

目前世界上植入心脏支架最多的人是谁?

目前全世界植入支架最多的人是一名 56 岁的男性美国患者,他在过去 10 余年间接受了 28 次冠脉造影检查,前后共植入 67 个心脏支架,期间也接受过心脏搭桥手术。

第六章　心脏支架植入后注意事项

一、压脉器管理

压脉器的外观如图 6-1 所示。

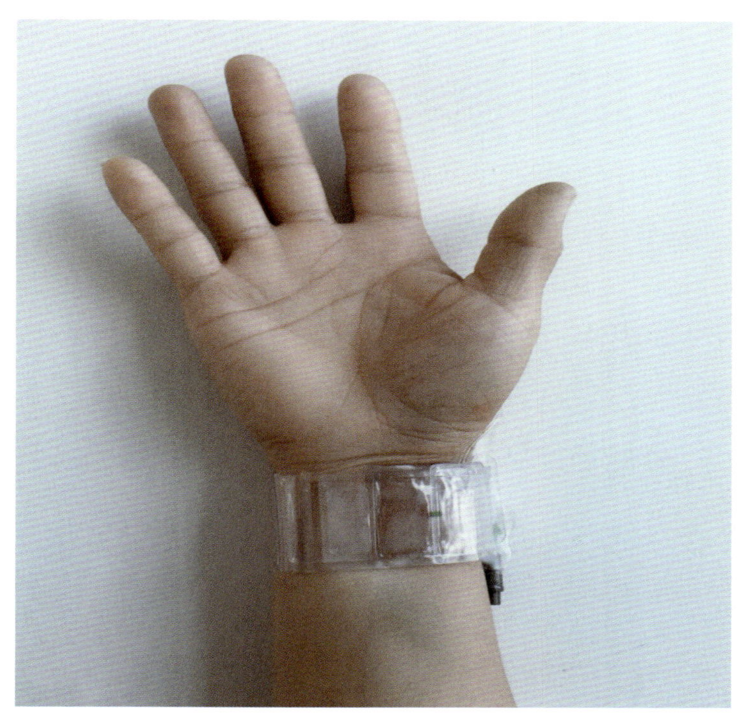

图 6-1　压脉器的外观

使用压脉器的注意事项包括：

1. 术后患者桡动脉穿刺点处需要压迫器高压压迫，有肿胀、紧缩等不适感属于正常现象。

2. 一般情况下，医护人员会定时（每2小时）排气减压。如确实难以忍受，可提前告知主治医生排气减压。

3. 通常术后10～24小时内可以撤除。

二、术后适当多饮水

通常鼓励患者术后多饮水（心衰患者除外），以促进术中所用的造影剂尽快从体内排出。

三、避免术侧手提重物

建议术后2周内避免手术侧肢体（一般是右手）提重物或剧烈活动，以避免血管穿刺点处爆裂。

若患者是从大腿根做的手术，则术后2周内应避免下蹲时间过长、下蹲力量过大、大便过度用力等，以避免血管穿刺点处爆裂。

四、冠心病五大处方

（北京大学人民医院 胡大一教授推荐）

运动处方
循序渐进,适度活动
（没有胸闷，微微出汗为宜）
营养处方
口味清淡，少盐少油，
吃饭八成饱，少喝茶与咖啡
药物处方
规律服药，遵从医嘱
戒烟限酒处方
心理处方
放了支架并不是得了“绝症”！
平和情绪有利于病情恢复，享受
美好人生

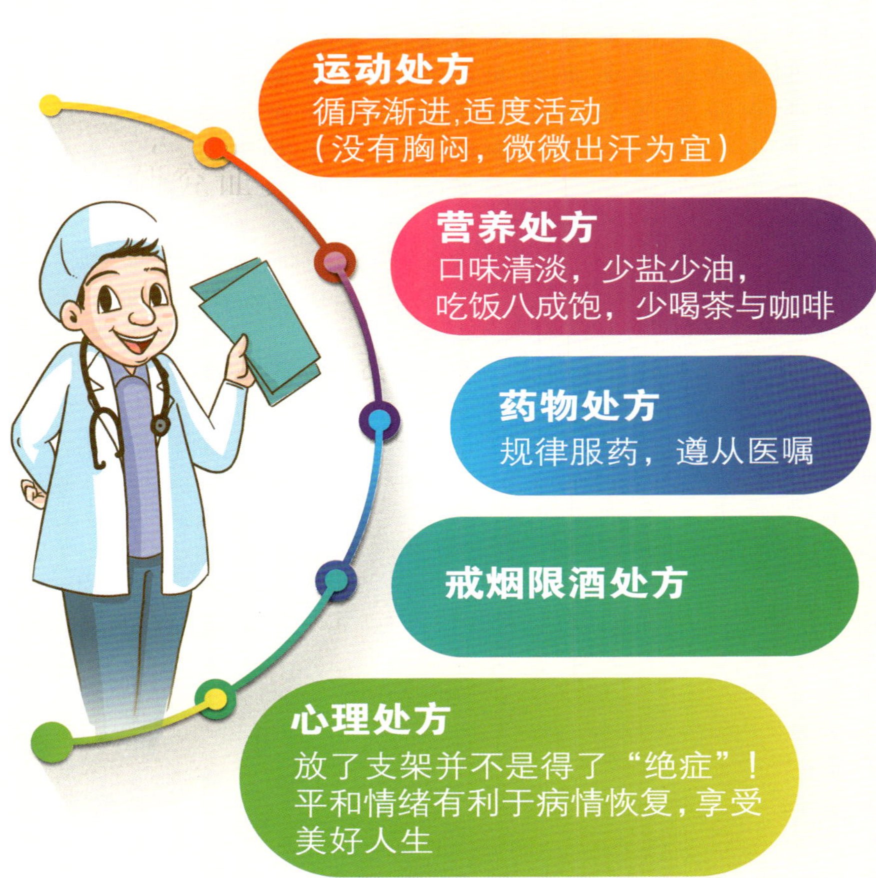

五、定期复查

(一)复查时间

1. 出院后1年内复查4次,分别为出院1个月后、3个月后、6个月后和12个月后,或遵医嘱复查。

2. 出院1年后,每年随诊2次,或遵医嘱随诊。

3. 如有任何不适,请及时到医院就诊。

(二)随诊复查项目

1. 一般项目包括血常规、血栓常规、肝肾功、生化、血糖、血脂、大便常规、心电图。

2. 医生会根据病情,考虑是否做心脏超声、动态心电图、心肌酶检查,或复查冠脉造影等。

(三)随诊注意事项

1. 按时复诊,坚持服药。

2. 保存好化验单,复诊时随身携带。

六、心脏康复

心脏康复是一个重要的概念，是指通过各种有效措施，在最终恢复冠心病患者的正常生活，延长患者寿命的同时，提高患者的生活质量。

首先，冠心病并不是绝症。放了心脏支架或者做了心脏搭桥手术，在医生的指导下循序渐进，最终也能像正常人一样运动与生活。

其次，心脏康复的具体方式有很多。要调整不良的生活方式，清淡饮食，避免熬夜，避免过度劳累，避免情绪激动，戒烟、戒酒，规律服药，接受心理辅导，积极参加冠心病的指导培训课程，适度运动等，这些都属于心脏康复的内容。

积极的心态、适度的运动有助于病情快速恢复。

冠心病患者在运动方面应注意以下几点：

1. 住院期间听从医生嘱托。

2. 出院后，有条件者按照医生制订的运动计划进行运动，无条件者按照“循序渐进、避免剧烈运动”的原则逐渐增加活动量，以微微出汗、感觉轻松、稍有疲劳感、心率不过度增快为宜。在患者安静休息心率的基础上，心率增加 20～30 次/分的运动是合适的，如静息心率为 65 次/分，则运动时保持 85～95 次/分是合适的。推荐的运动种类有步行、慢跑、游泳、打太极拳（见图 6-2）等。

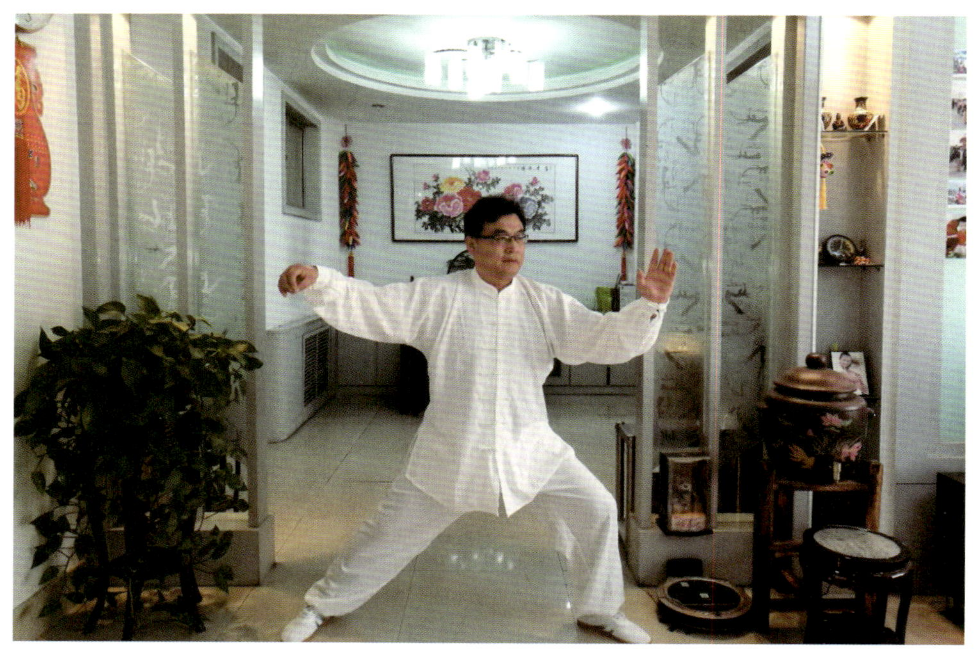

图 6-2　打太极拳

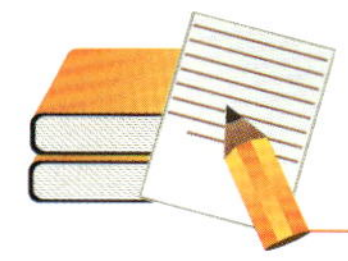

小科普

医生指导的心脏康复技术

1. 体外反搏技术：安全无创，可增加心脏供血，促进心脏康复，如图 6-3 所示。

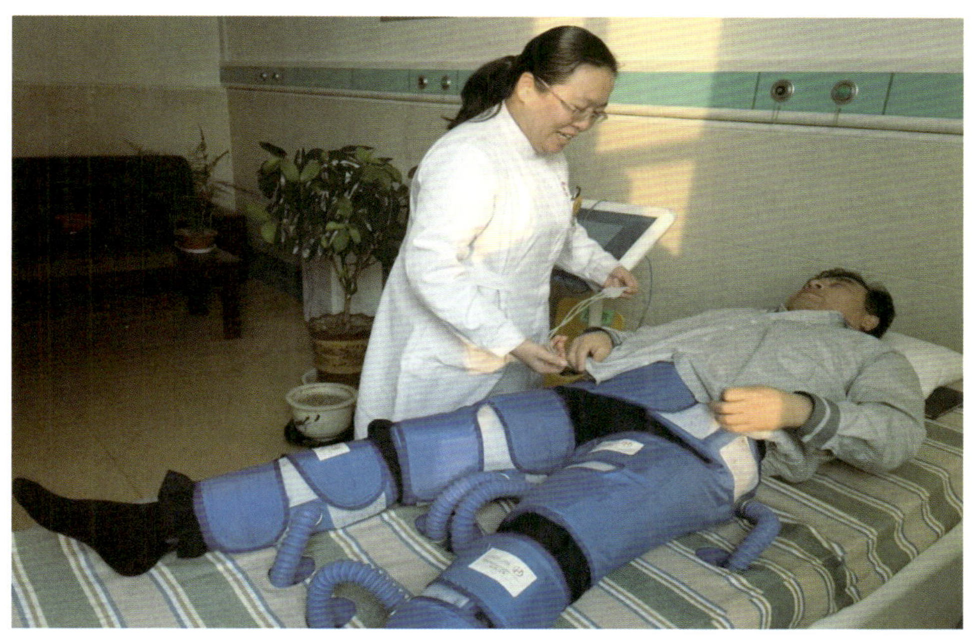

图 6-3　对患者实施体外反搏技术

2. 心肺功能试验：可实时监测，对心脏病实现提前诊断，指导运动健身等，如图 6-4 所示。

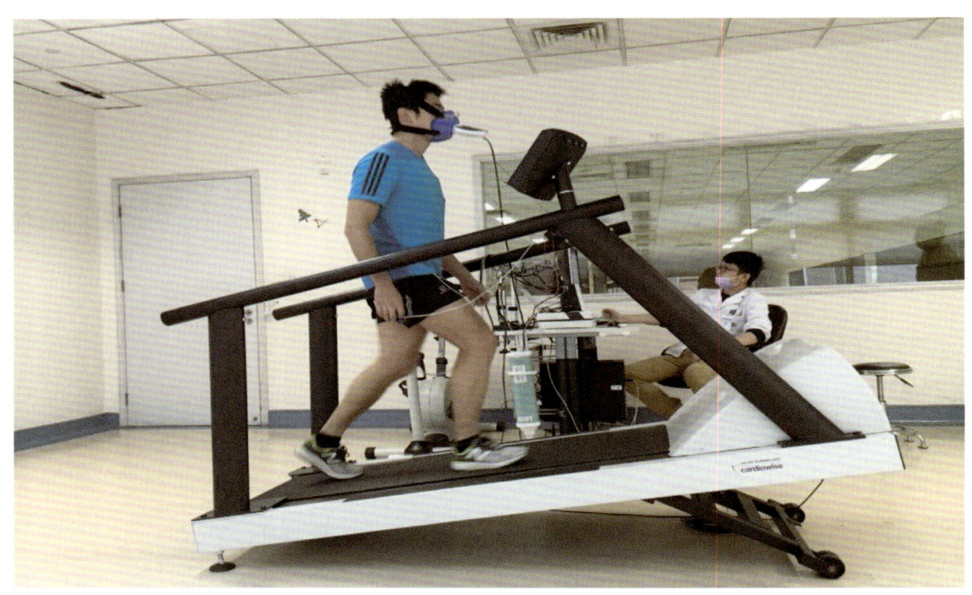

图 6-4　通过心肺功能试验指导运动健身

第七章 心脏支架植入术后常用药物介绍

一、心脏支架植入术后药物服用原则

● 长期、规律服药是关键。患者不能自行增减药物，更不能随意停药。

● 长期服药主要不是为了保护支架，而是为了防止冠心病进一步发展（防止支架及其他血管再出问题）。

● 中药、中成药不能替代西药，目前仅可作为辅助用药使用。

● 西药说明书中不良反应较多，但不必过于担心。

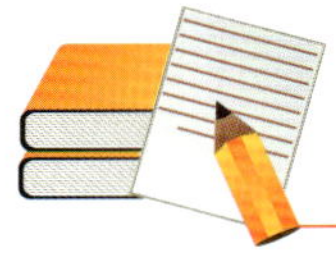

专家答疑

1

问：治疗冠心病的这些药物（见图 7-1），怎么证明它们是有效的？

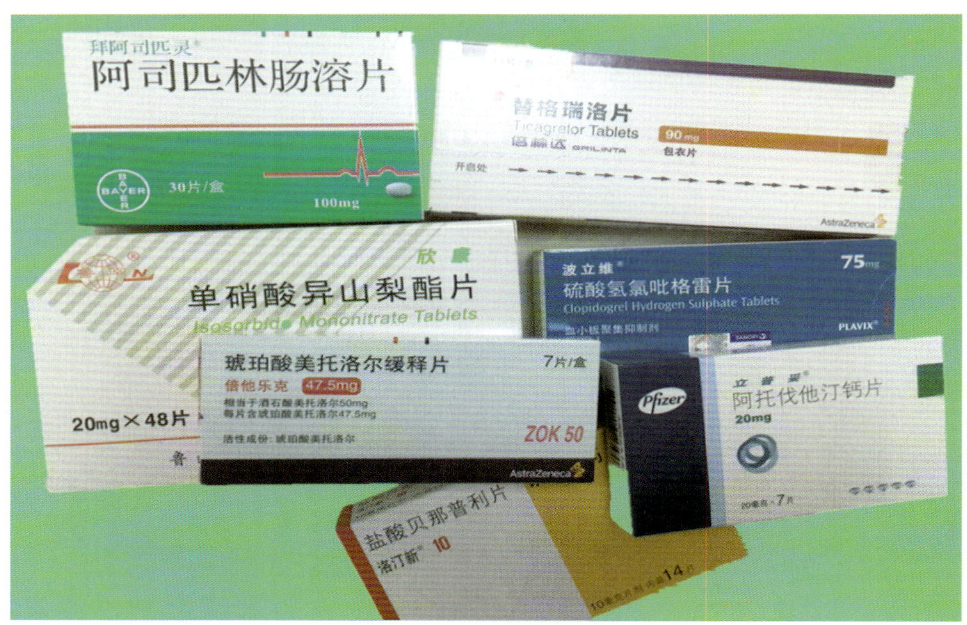

图 7-1　治疗冠心病的部分药物

答：各国的医学专家、临床医生已经做了大量动物试验及临床试验，最终证明这些药物的确是有效的。一般来说，正规药物上市前必须经过以下步骤：

(1)实验室及动物试验(为期约3.5年)。

(2)一期临床试验(纳入20～80名健康志愿者，为期1年左右)。

(3)二期临床试验(纳入100～300名患病志愿者，为期2年左右)。

(4)三期临床试验(纳入1000～3000名患者，为期3年左右)。

(5)食品药品监督管理局审批(大概需要2.5年)，总时间10～12年。药品上市后仍需要做大量临床验证。

以阿司匹林为例，1899年阿司匹林申请专利正式问世，最初人们并不知道阿司匹林对治疗冠心病有效。哈佛大学医学院的查尔斯·海尼肯斯博士在1983年开始了一项有22071名年龄大于40岁的健康男性医生参与的研究。5年之后，研究结果证明，相比于服用安慰剂一组的参与者，服用阿司匹林的那一组参与者发生心肌梗死的风险降低了44%，首次致死性心肌梗死的发生率下降了66%，糖尿病人群首次心肌梗死的发生率下降了61%。

再以后期的三期临床试验为例，假设共有2000名冠心病患者进入临床试验，这些患者诊断的疾病是一致的，病情也差不多。将患者分为两组(组1和组2)，每组各1000名患者。组1和组2口服的其他药物种类都差不多，但组1的患者服用阿司匹林，组2的患者不服用阿司匹林(而是服用代替阿司匹林的安慰剂)。在随访数年后发现，相比服用安慰剂的那一半患者，口服阿司匹林的患者可降低心血管事件发生率约21%，包括心肌梗死、脑血栓等，从而证实了阿司匹林对治疗冠心病的确是有效的。

除了阿司匹林，治疗冠心病的其他药物(如他汀类药物、美托洛尔、培哚普利等)也都经过了上述复杂的过程，才最终被证实对冠心病是有效的。

2

问：这药不良反应这么多，能吃吗？

答：不良反应的整体发生率是很低的，请不要过分担心。就某种药物来说，说明书上不良反应写得越多，往往表示人类对该药的了解越透彻，研究越全面，所以相对更安全。主管医生最清楚各种药物的不良反应，听从主管医生的意见，定期回医院复查，可能是最明智的选择。

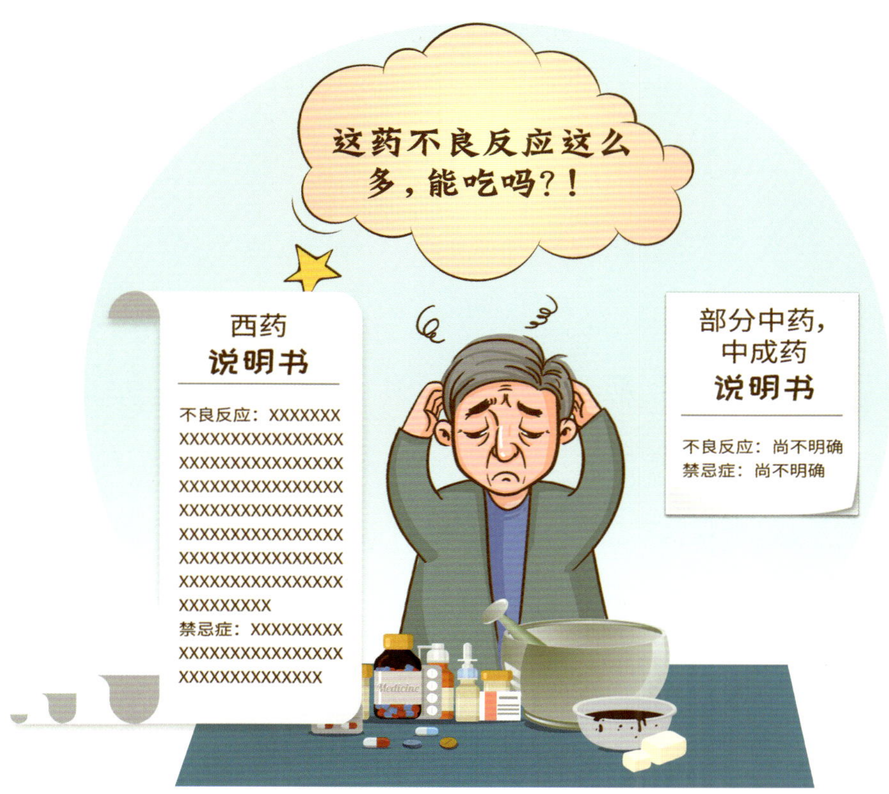

3

问：冠心病患者长期吃这么多药，会不会把身体(肝肾功能)吃坏了？

答：不会。冠心病的长期用药主要包括阿司匹林、氯吡格雷、替格瑞洛、硝酸酯类药物(如单硝酸异山梨酯及缓释片等)、β受体阻滞剂(如酒石酸美托洛尔片、琥珀酸美托洛尔缓释片、比索洛尔等)、他汀类、普利类、沙坦类、螺内酯等。经过大量临床试验长期随访证实，长期服用上述药物一般不会对人体的肝肾功能产生不利影响。

部分患者服用他汀类药物可能影响肝功，因此建议在长期服用他汀类药物期间应定期(开始服用1个月后，此后每半年至1年一次)到医院复查肝功。

普利类、沙坦类药物甚至对肾功能具有潜在的保护作用，可以降低尿蛋白，延缓肾功能恶化。但需注意，如果患者的肌酐大于265 μmol/L，则不宜服用普利类和沙坦类药物。

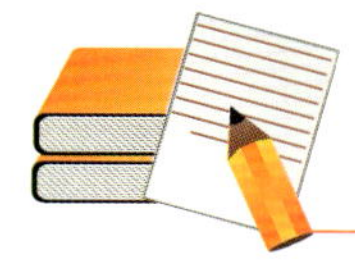

小知识

药物说明书中不良反应的由来

在正规药物上市前的试验过程中，既验证了药物的有效性，同时也严格记录了药物的不良反应。最终我们能知道，患者中有多少发生了不良反应，发生了什么不良反应，有没有特别严重的不良反应，发生的概率有多大，等等。

因为流程规范、数据全面，所以了解透彻，即使是发生率很低的不良反应也都记录在内。

有些药物不是没有不良反应，只是缺乏类似的详细数据，所以不良反应“尚不明确”而已。

教你认识药物的“大名”和“小名”

看药物，一般从以下五个方面入手：

1. 通用名。通用名即药物的“大名”，同种药物即使厂家不同，其通用名（“大名”）也是一样的，如阿司匹林、瑞舒伐他汀、阿托伐他汀、替格瑞洛、琥珀酸美托洛尔等。打个比方，同样是纯牛奶，不论生产厂家是哪个，生产的都是纯牛奶。

2. 商品名。商品名即药物的“小名”，同种药物

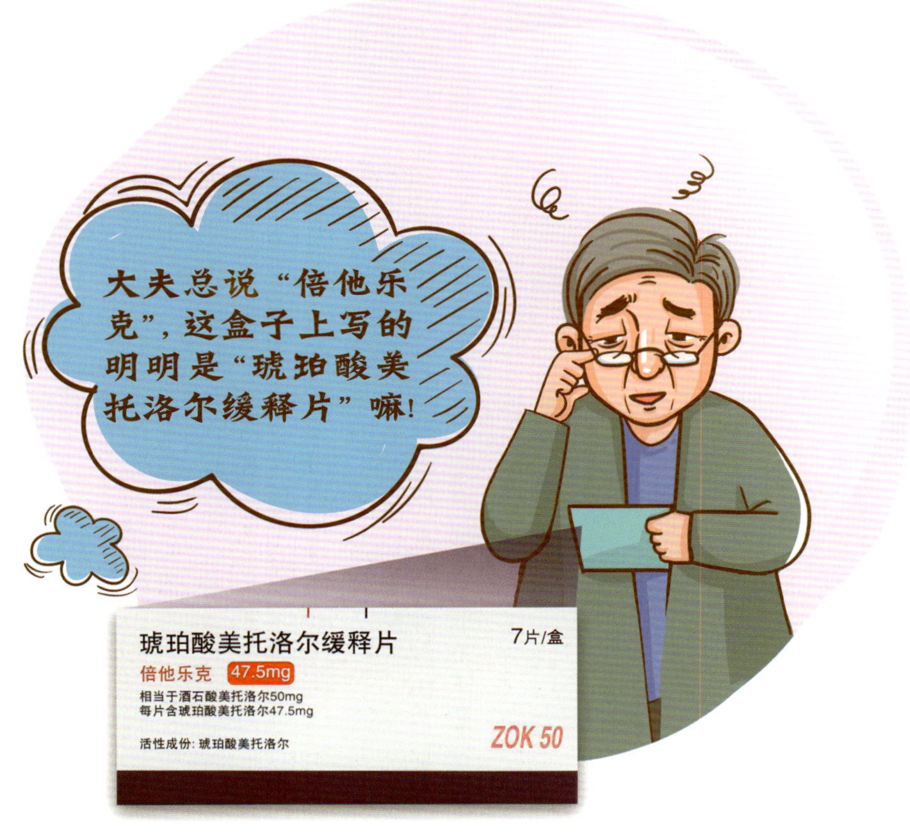

若生产厂家不同,则其商品名("小名")就不同。如进口的阿托伐他汀叫"立普妥"(见图 7-2),国产的叫"阿乐""优力平"。以纯牛奶类比,蒙牛公司生产的小名叫"特仑苏",伊利公司生产的小名叫"金典"。

3. 单片剂量。例如,同样都是酒石酸美托洛尔片,有 25 mg、50 mg 两种剂量。当然,如果医生让患者一次吃 25 mg,则 25 mg 的要吃一片,50 mg 的吃半片即可。

4. 盒内数量。顾名思义,就是盒内有多少片/粒药。

5. 生产厂家。即药物是进口的还是国产的，是哪个公司生产的。

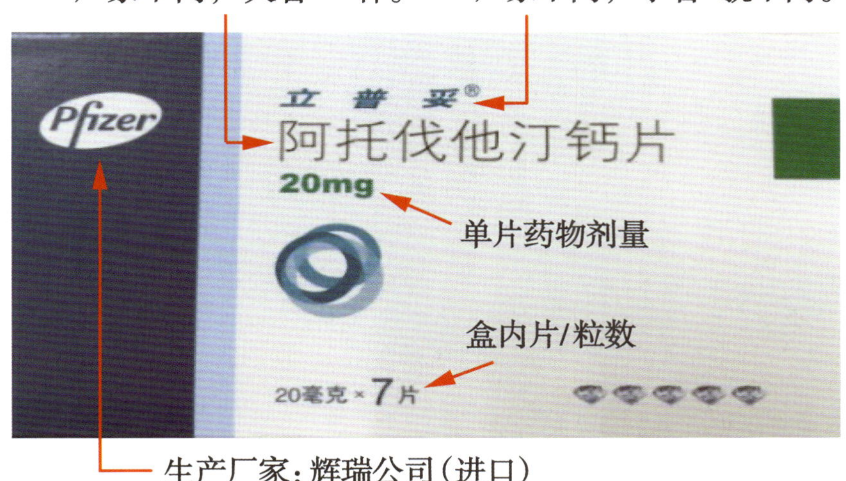

图 7-2　进口的阿托伐他汀

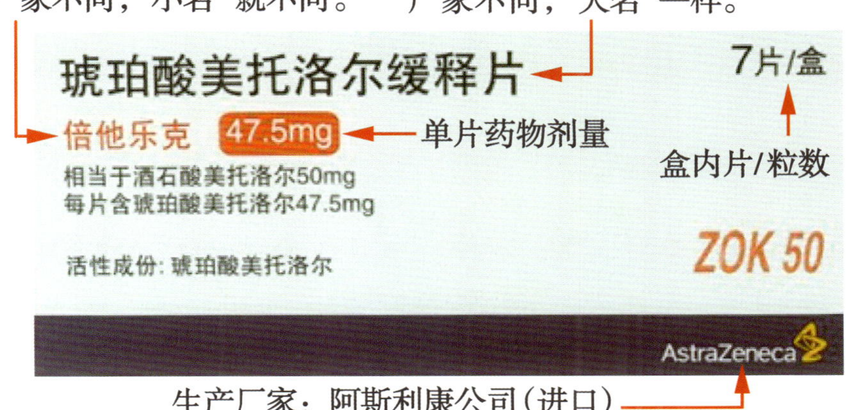

图 7-3　琥珀酸美托洛尔缓释片

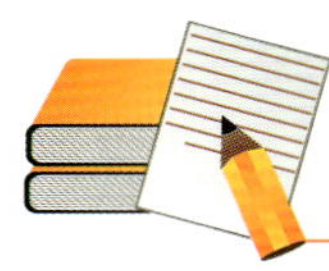

小游戏

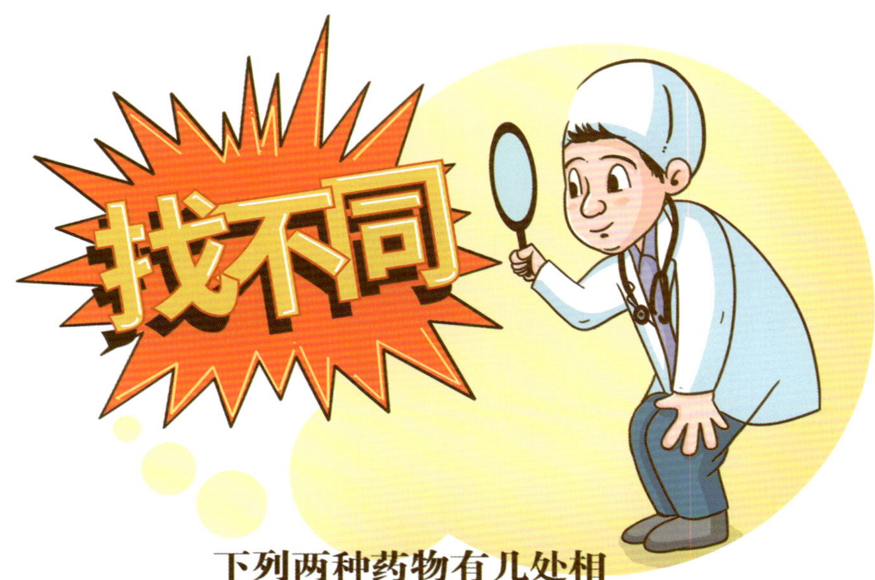

下列两种药物有几处相同点？几处不同点？

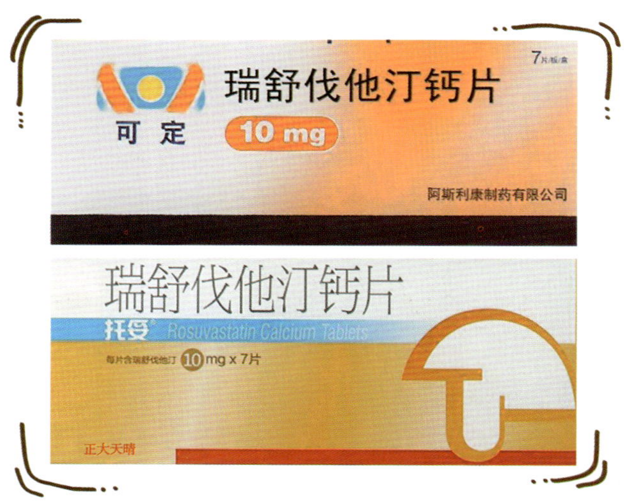

相同点：

1. 通用名（“大名”）相同，均为瑞舒伐他汀钙片，这说明两种药所含的主要成分相同。

2. 单片剂量相同，均为每片 10 mg。

3. 盒内数量相同，均为每盒 7 片。

不同点：

1. 商品名（“小名”）不同。虽然为同种药物，但由不同公司生产，所以商品名不同。由阿斯利康公司（进口）生产的瑞舒伐他汀叫“可定”，由南京正大天晴公司生产的瑞舒伐他汀叫“托妥”。

2. 生产厂家不同。

二、心脏支架植入术后常用药物介绍

（一）阿司匹林

代表药物：阿司匹林肠溶片。

推荐剂量：每日 100 mg，建议晚上睡前服用。

服用时限：无禁忌，一般终身服用。

主要作用：防止支架内血栓形成及再狭窄，预防心肌梗死等。

主要不良反应：出血（胃肠道出血、脑出血、鼻出血、皮肤黏膜出血等）、胃肠刺激等。

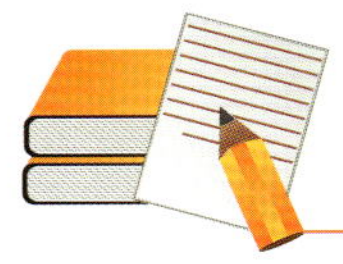

小知识

患者的困惑："该不该吃阿司匹林？"

阿司匹林可能导致脑出血，我还有高血压，岂不是更容易导致脑出血？大夫您怎么还让我吃这药呢？

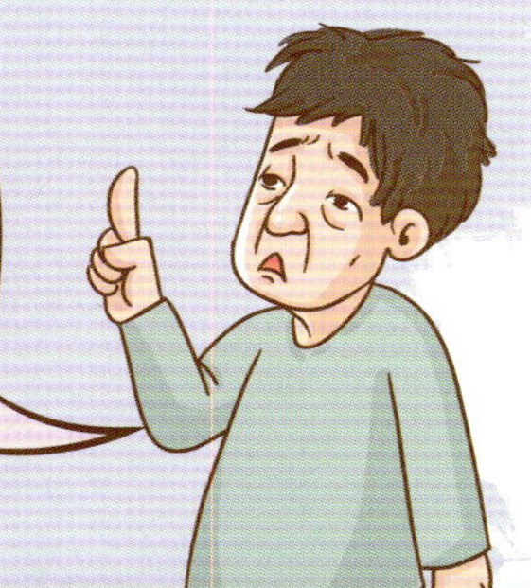

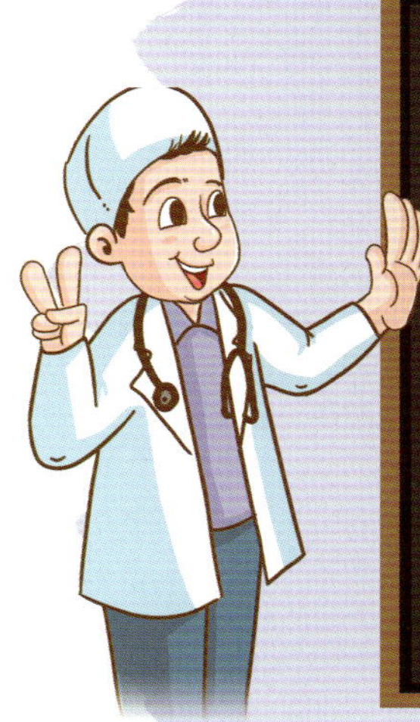

(1)虽然阿司匹林有可能导致出血的风险，但它同样能有效预防心肌梗死、脑梗死等疾病，大规模人群统计，长期口服阿司匹林，获益远远大于风险。

(2)高血压患者容易出现脑出血，也更容易出现脑梗死。控制血压+阿司匹林应配合应用。

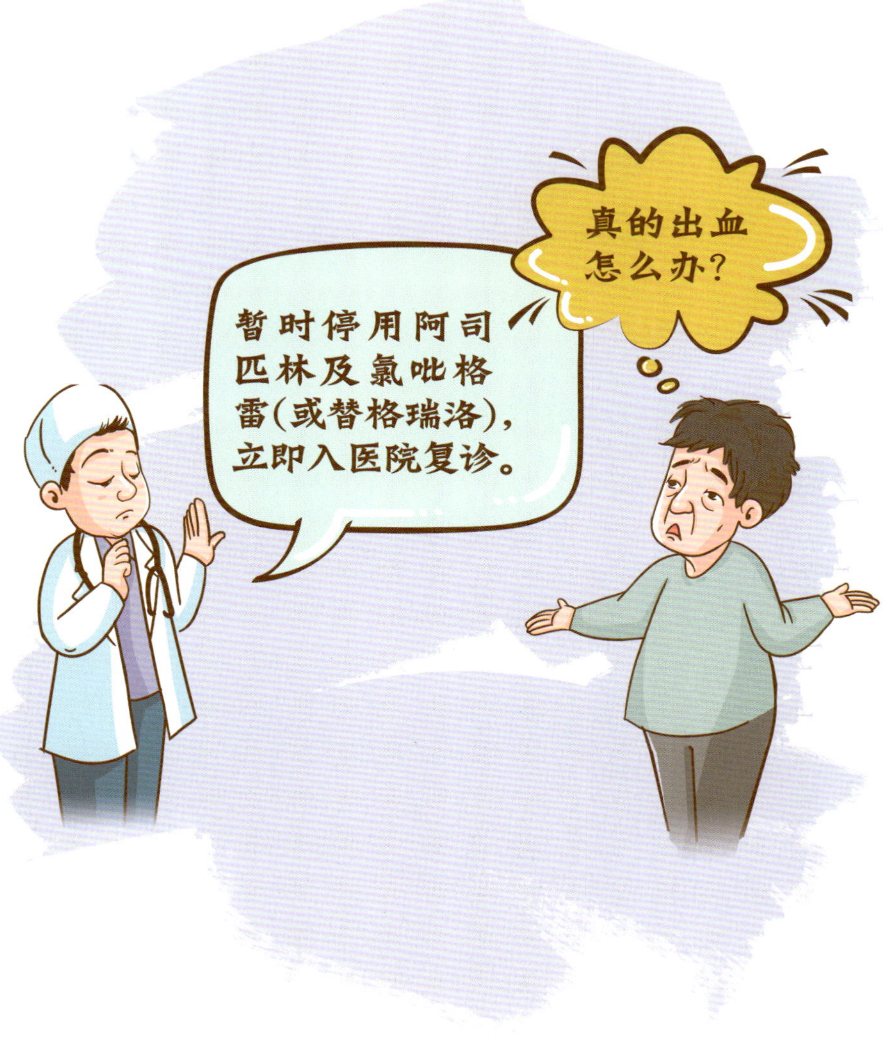
真的出血
怎么办？
暂时停用阿司
匹林及氯吡格
雷(或替格瑞洛)，
立即入医院复诊。

脑出血
有什么症状？
头痛常是脑出血的首发症状，此外偏瘫（身体活动不灵）、言语不清、呕吐、昏迷、视物模糊等也是常见症状。

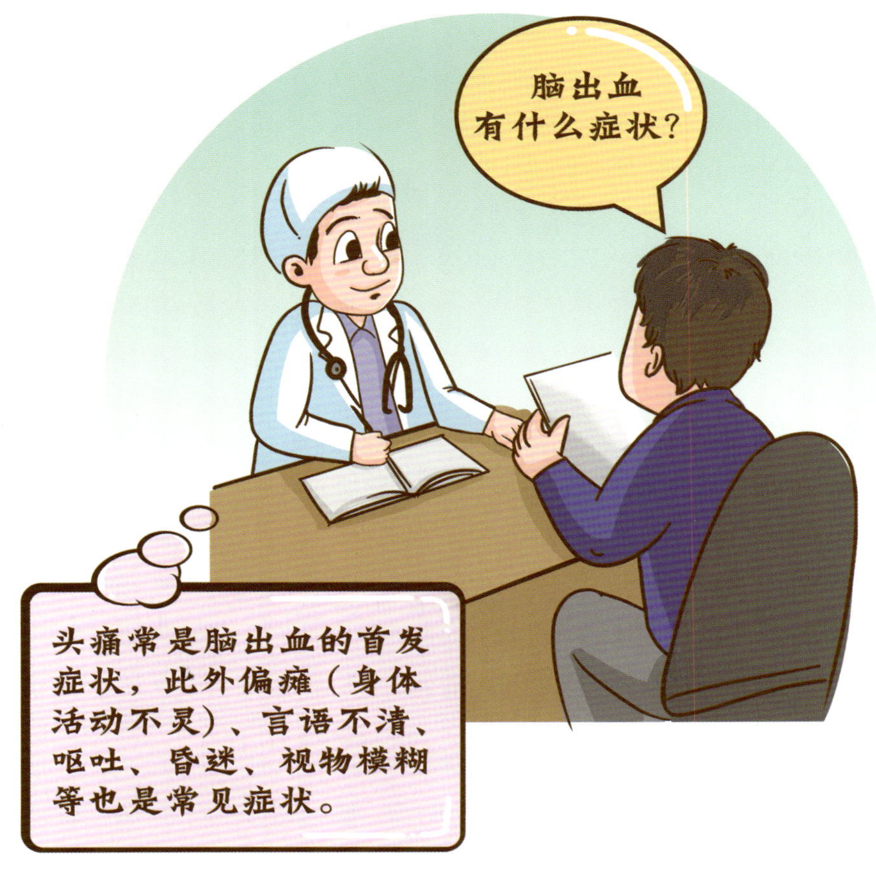

阿司匹林小知识

1. 阿司匹林、青霉素与安定是人类医药史上的三大经典药物。

2. 长期口服阿司匹林可将心血管事件的发生率降低约21%，包括心肌梗死、脑血栓等。

3. 有研究显示，低剂量阿司匹林可降低15%～20%的癌症死亡率，并降低癌症转移风险。

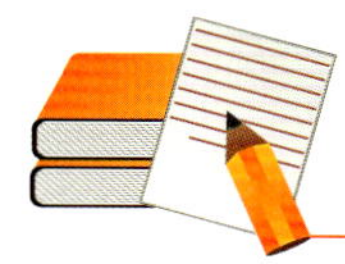

专家答疑

问：医生让我吃阿司匹林，可我胃不好，怕刺激胃，该怎么办呢？

答：胃不好的患者要想减少阿司匹林对胃的刺激，一是要选对药物种类，二是要挑好服药时间。

1. 推荐药物种类：阿司匹林肠溶片。质量较好的阿司匹林肠溶片在口服后并不在胃内溶解吸收，而是在肠道内溶解吸收。由于在胃内不溶解，因此对胃的刺激不大。但要注意，某些质量低劣的阿司匹林肠溶片在胃内也能溶解吸收，因此对胃的刺激也较大。

2. 挑好服药时间：晚上睡前服用。阿司匹林肠溶片一定要空腹吃(饭前 1 小时或饭后 3～4 小时)，这时胃内没有食物，药物可以快速通过胃进入肠道，因而会减少对胃的刺激。如果饭后立即服药，药物与胃里面的食物混在一起，不停搅拌，反而更加刺激胃。有研究显示，睡前服用阿司匹林有助于降低血压。阿司匹林是治疗冠心病的重要药物，应尽量坚持长期服用。

(二)替格瑞洛或氯吡格雷

代表药物及推荐剂量:替格瑞洛片(早、晚各 90 mg)、硫酸氢氯吡格雷片(早上 75 mg)。

服用期限:植入心脏支架后至少 1 年。

主要作用:防止支架内血栓形成及支架内再狭窄,预防发生心肌梗死。

主要不良反应:出血(胃肠道出血、脑出血、鼻黏膜出血等)、胃肠刺激。部分患者服用替格瑞洛可能出现呼吸困难(多为轻到中度)。

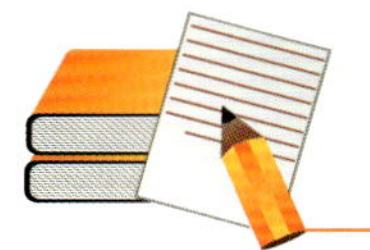

小科普

选择替格瑞洛还是硫酸氢氯吡格雷?

2013 年之前,患者放了心脏支架后医生会嘱咐服用阿司匹林+硫酸氢氯吡格雷,至少 1 年。现在,医生很有可能开出另外一个处方:阿司匹林+替格瑞洛,至少 1 年。

替格瑞洛和硫酸氢氯吡格雷这两种药都是抗血小板聚集药物,选择替格瑞洛还是硫酸氢氯吡格雷是一大难题。

近年来，很多国内外指南（一种指导临床医生制订治疗方案的专业文献）都优先推荐替格瑞洛片。对不能使用替格瑞洛的患者才使用氯吡格雷。为什么指南会这样推荐呢？这是因为相比传统的硫酸氢氯吡格雷，替格瑞洛主要有以下优势：

1. 起效迅速。服用后半小时起效，可为急性心梗患者赢得黄金治疗时间。相比之下，氯吡格雷需要2～8小时才能起效。

2. 疗效确切。大约30％的患者存在氯吡格雷抵抗，即患者服用氯吡格雷后抗血小板效果打折扣或几乎没有效果，而替格瑞洛则不存在这种情况，因此其抗血小板效果更确切。

3. 停药后血小板功能可自行恢复。

另外，上述两种药物都有导致出血风险增加的不良反应，如脑出血、消化道出血、鼻出血、牙龈出血、皮下淤血等。据相关研究，在严重出血方面（脑出血、消化道出血等），替格瑞洛与硫酸氢氯吡格雷无明显差异。在鼻出血、牙龈出血、皮下淤血等非严重出血方面，替格瑞洛的发生率略高于硫酸氢氯吡格雷。

当然，替格瑞洛也会导致呼吸困难（多为轻到中度）、心动过缓等不良反应，临床上具体选择时，应当由主治医生全面权衡后，最终决定服用哪种药物。患者应当尊重主治医生的治疗方案，不可自行更换。

（三）他汀类药物

代表药物：阿托伐他汀、瑞舒伐他汀、辛伐他汀、普伐他汀等。

推荐剂量：阿托伐他汀每晚 20 mg，瑞舒伐他汀每晚 10 mg。

服用时限：无禁忌，一般终身服用。

主要作用：控制血脂水平；稳定血管内斑块，防止斑块破裂，从而预防心肌梗死的发生；控制斑块增生速度，延缓斑块进展。

主要不良反应：部分患者可引起肝转氨酶升高（需定期复查肝功），罕见横纹肌溶解。严重并发症较罕见，如四肢肌肉无明显诱因地出现自发疼痛，需及时入院复诊，检查血液中的肌酸激酶水平。

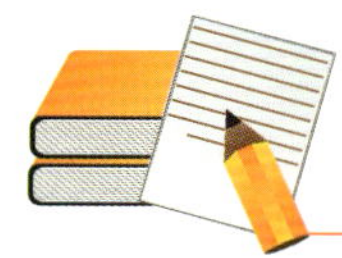

专家答疑

问：医生，我血脂不高啊，您怎么还让我吃这种药？

医生，我血脂不高，
您怎么还让我吃这药，
这药不是降血脂的吗？
这药可不
光能降血脂，还
能稳定血管
斑块！

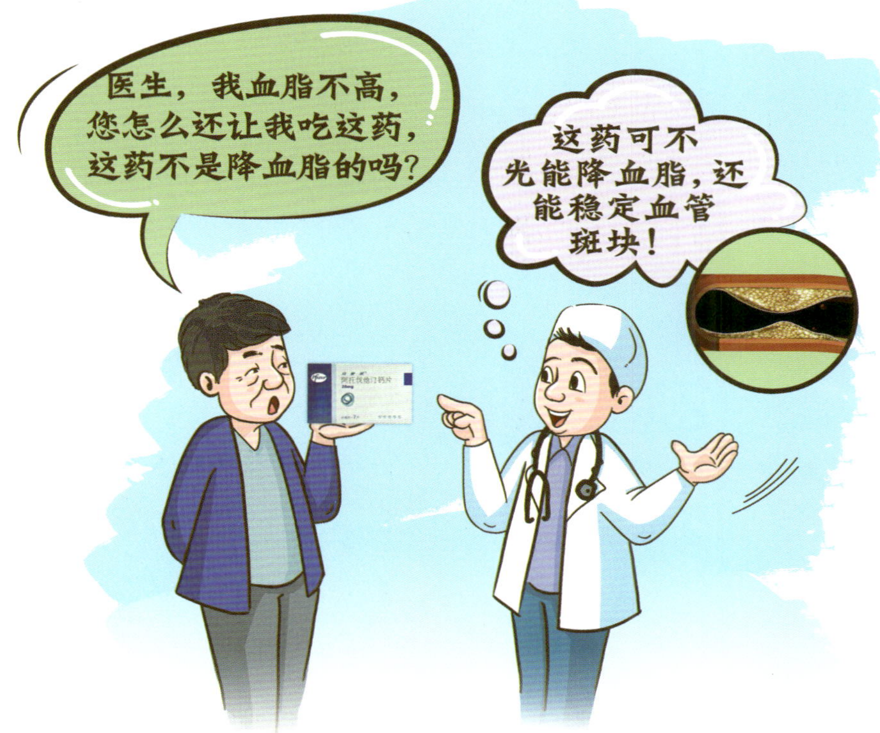

他汀类药物：不止降血脂，更重要的是稳定血管斑块，防止斑块破裂及发展。

（四）β受体阻滞剂（美托洛尔等）

代表药物：琥珀酸美托洛尔缓释片、酒石酸美托洛尔、富马酸比索洛尔等。

剂量：因人而异，部分患者不宜应用。服药目标是将患者清晨静息状态下的心跳次数（心率）控制在55～65次/分。

服用时限：无禁忌者终身服用。

主要作用：控制心率，降低心脏负担；有效降低冠心病患者的死亡率和猝死率。

主要不良反应：心率过慢（心率如低于50次/分需要减量或复诊）。

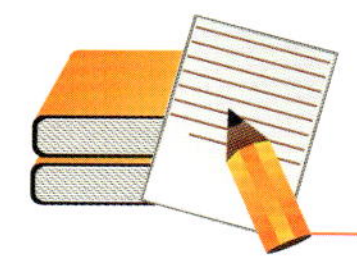

小知识

如何知道自己的心跳次数(心率)?

1. 电子血压计。电子血压计在测量血压的同时,往往能同时显示当前的心率。

2. 数脉搏。用一只手的食指沿着另一只手的大拇指往下,在手腕附近停下,可以感觉到血管搏动(见图 7-4),这就是"脉搏",也就是中医号的"脉"。数数一分钟总共跳多少下,就是"脉率"。一般情况下,脉率就是心跳次数(心率)。一般冠心病患者的最佳心率是 55～60 次/分。

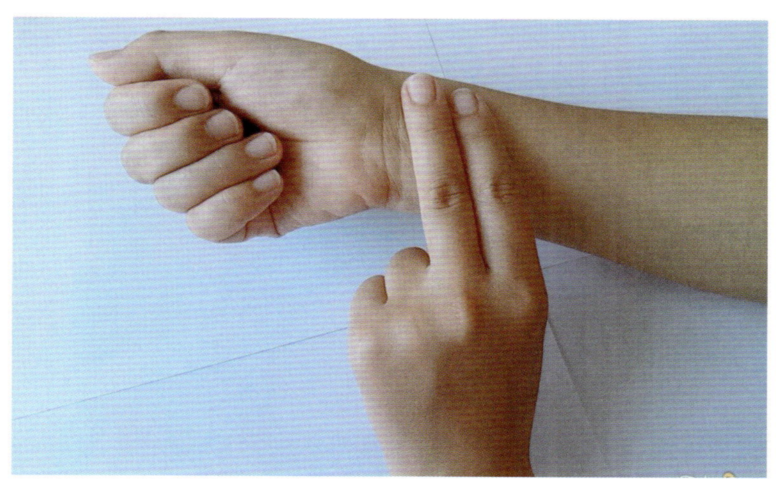

图 7-4　数自己的脉搏

(五)血管紧张素转化酶抑制剂及血管紧张素受体拮抗剂

代表药物:培哚普利、马来酸依那普利、贝那普利、缬沙坦、厄贝沙坦、坎地沙坦等。

推荐剂量:因人而异,部分患者不宜应用。

服用时限:无禁忌者终身服用。

主要作用:防止心脏扩大及变形,降低血压,降低尿蛋白。

主要不良反应:部分患者可能有干咳,罕见血管神经性水肿。

(六)硝酸酯类药物

代表药物:单硝酸异山梨酯片、单硝酸异山梨酯缓释片等。

推荐剂量:单硝酸异山梨酯缓释片每早 1 片(60 mg),单硝酸异山梨酯片早、晚各 1 片(20 mg)。

服用期限:视病情而定,可长期服用,也可适时停药。研究表明,长期服用并不降低冠心病的死亡率。

主要作用:扩张心脏血管,改善心脏供血。

主要不良反应:头痛,血压下降。

（七）其他药物（降压、降糖药）

如果患者合并高血压、糖尿病等其他疾病时，需要遵医嘱同时服用控制血压、控制血糖等的相关药物，如苯磺酸氨氯地平、硝苯地平控释片、二甲双胍缓释片、胰岛素等。

合并糖尿病的冠心病患者降糖药物首选二甲双胍，因为有研究证实，二甲双胍对心脏、心脏血管有多种保护作用。

合并高血压的冠心病患者降压药物首选普利类或沙坦类，因为有研究表明，这两类药物除了能降低患者的血压外，还有防止心脏扩大、变形的作用，对心脏大有好处。

三、治心脏病的这些药，是饭前吃，还是饭后吃？

药，是饭前吃，还是饭后吃？

大夫，你说心脏病这些药，
我是空腹吃效果好？
还是饭后再吃效果好啊？

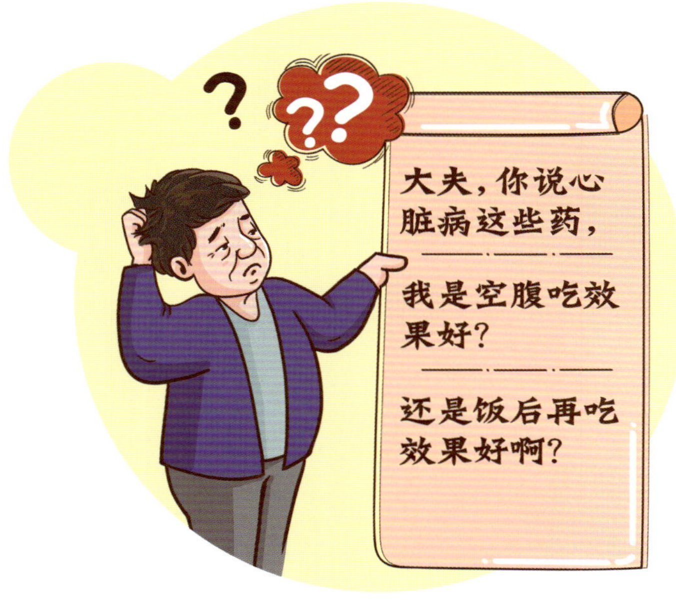

1. 目前，大部分药物我们提倡空腹吃。空腹吃药时，胃肠道内基本没有食物，不会干扰、影响药物的吸收，药物吸收快速而完全。

2. 什么是空腹？目前“空腹”一般是指“饭前 1 小时”或“饭后 3～4 小时”。早上起床后应立即服药，晚上睡前服药一般可视为空腹。

3. 空腹吃药会不会刺激胃？空腹吃药时，胃内没有食物，药物可以快速通过胃进入肠道，反而会减少对胃的刺激；饭后服药时，药与胃里面的食物混在一起，不停搅拌，反而更加刺激胃。

4.“××肠溶片”需要空腹吃，如阿司匹林肠溶片等。肠溶片需要在肠道溶解吸收，在胃内几乎不吸收。空腹服药后，药物迅速进入肠道溶解吸收，效果较好。

5. 对于降压药物，目前提倡早晨起床后空腹服用。空腹服用吸收完全。老年人一般晨起后活动量增加，血压剧烈升高，容易发生脑出血、脑梗死、心肌梗死等不良事件，晨起后立即服药可以及时降低血压，减少不良事件的发生。

6. 具体以药物说明书为准。心脏病常见药物推荐服用时间如表 7-1 所示，具体应以药物说明书为准。

表 7-1　　心脏病常见药物推荐服用时间

药物名称	建议服用时间
阿司匹林肠溶片	晚上睡前或早晨空腹
硫酸氢氯吡格雷	早晨空腹
替格瑞洛片	早晨空腹 1 片 晚上睡前 1 片
琥珀酸美托洛尔缓释片	早晨空腹
单硝酸异山梨酯缓释片	建议空腹
瑞舒伐他汀/阿托伐他汀等	晚上睡前

续表

药物名称	建议服用时间
盐酸贝那普利/马来酸依那普利/培哚普利等	建议空腹
厄贝沙坦/缬沙坦等	建议空腹
各种降压药物	一般建议早晨空腹
降糖药	有的空腹,有的进餐时服用,种类不同,服用时间也不同

第八章　心脏病突然发作(胸闷、胸痛)的自我急救措施

1
停止活动，保持镇定，慢慢坐下休息。
2
拨打“120”求助。
3
可测量血压，如血压不低、没有青光眼病史，可尝试舌下含化“硝酸甘油片0.5 mg”1片或“硝酸异山梨酯片5 mg”。

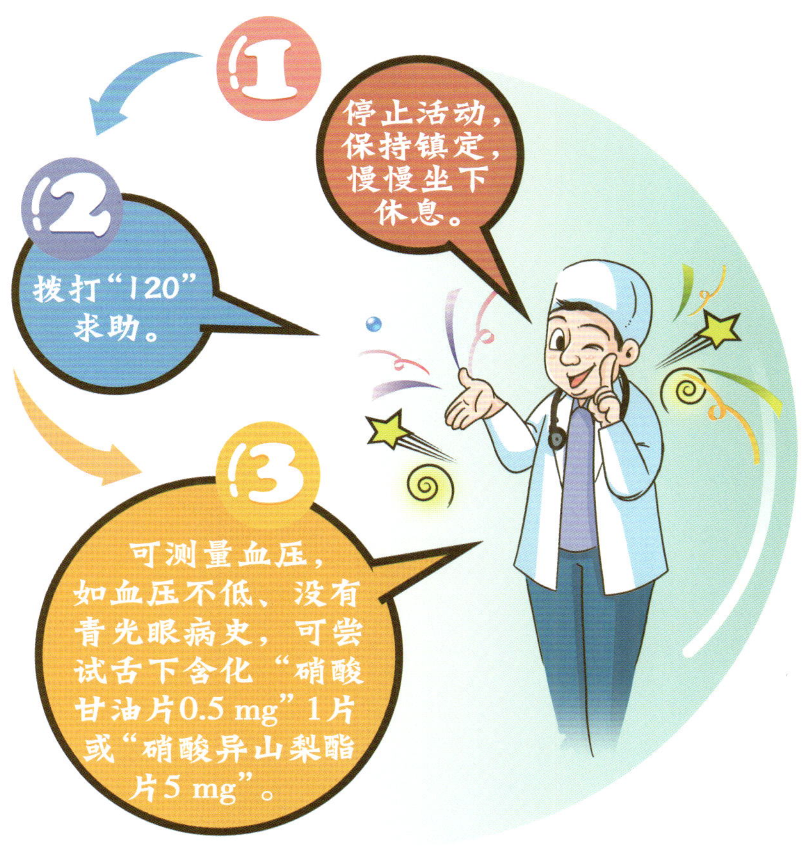

（不推荐“速效救心丸”或“丹参滴丸”等中成药制剂）。5分钟后如症状仍不缓解，可重复1次。

第九章　患者家属应掌握的急救技能——心肺复苏

家里有冠心病患者时，如果患者突然出现意识不清、昏迷等情况，家属应当按照下图所示的心肺复苏方法进行急救。请尽量掌握心肺复苏方法，因为关键时刻，或许只有您才能救家人一命！

1 判断患者是否丧失意识

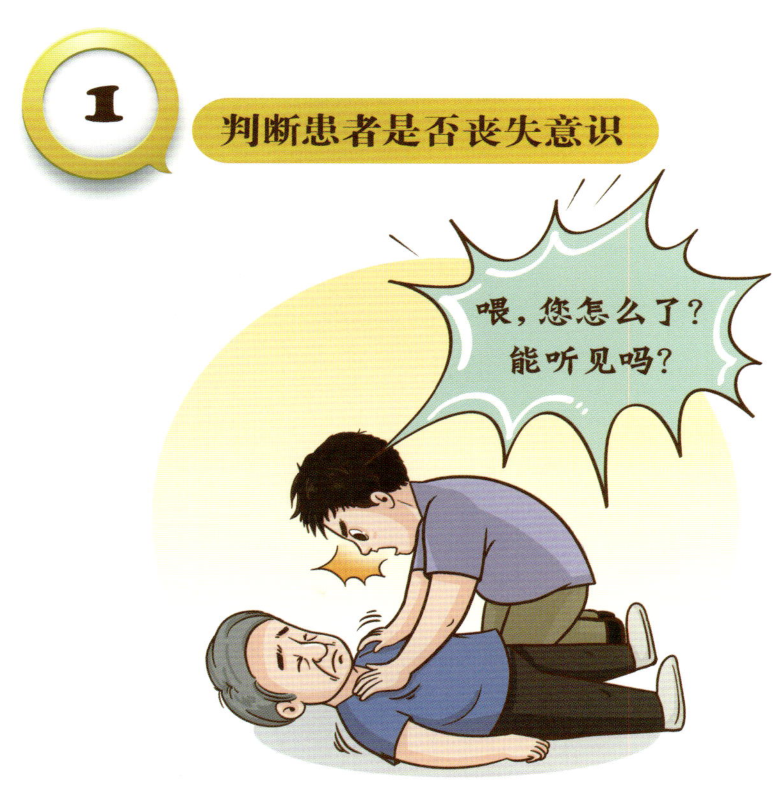

向周围大声呼救寻求帮助

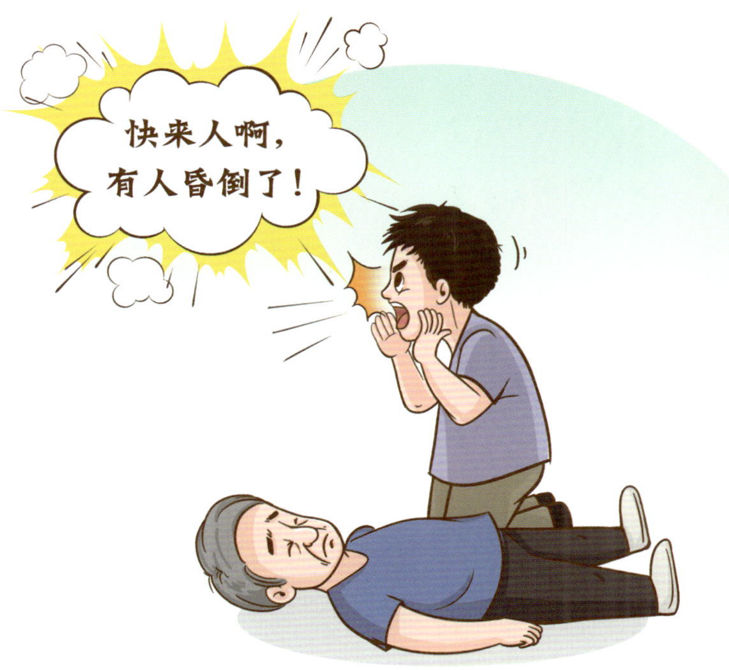

3 拨打“120”求助

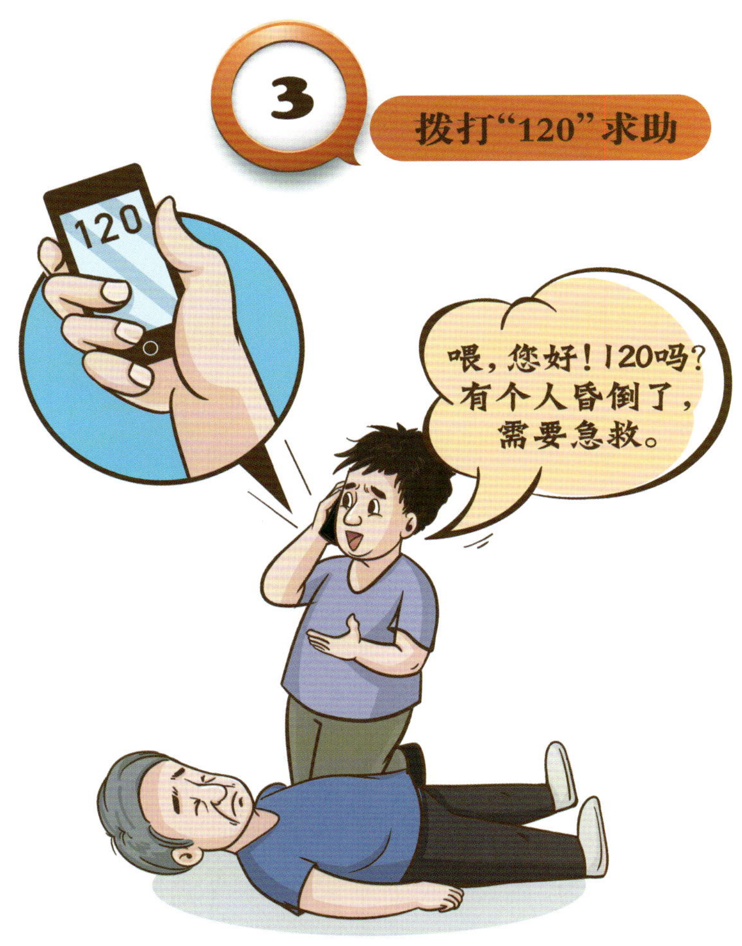

将患者平卧 实施胸外按压

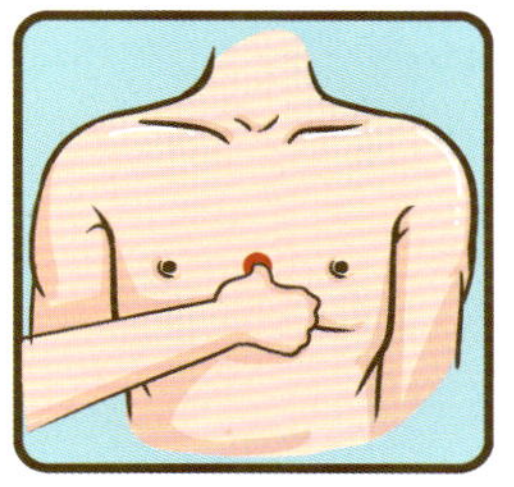

按压位置：
患者两乳头连线中点。

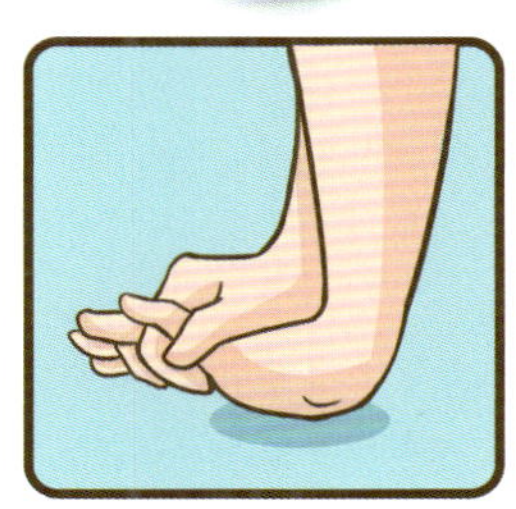

按压手部细节：两手上下相扣，以手掌根部为着力点向下按压。

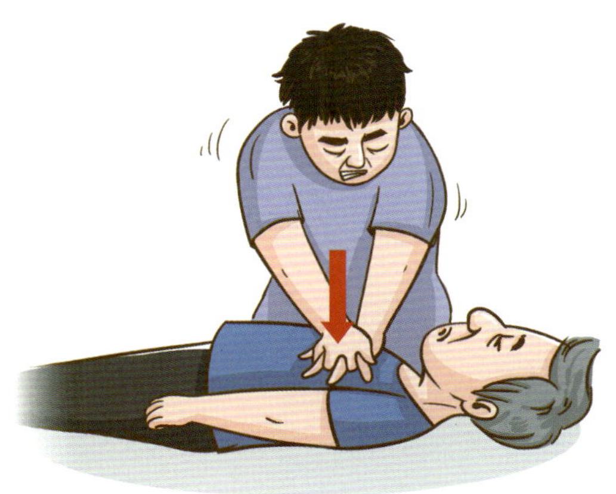

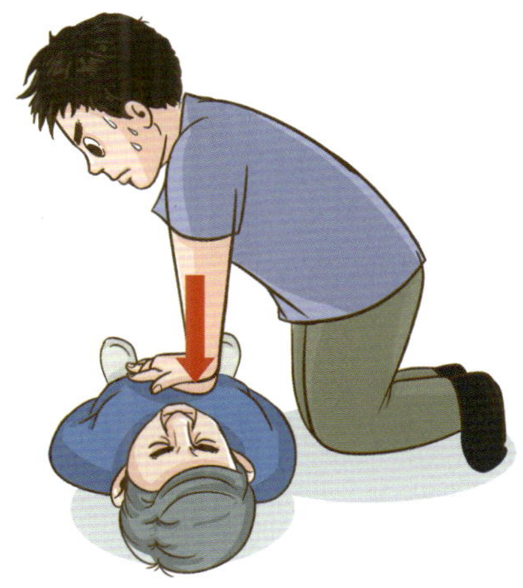

按压姿势：双臂伸直不弯曲，用力按压，按压深度为5~6厘米,按压次数为100~120次/分。注意：按压尽量不间断，让患者胸廓充分回弹。

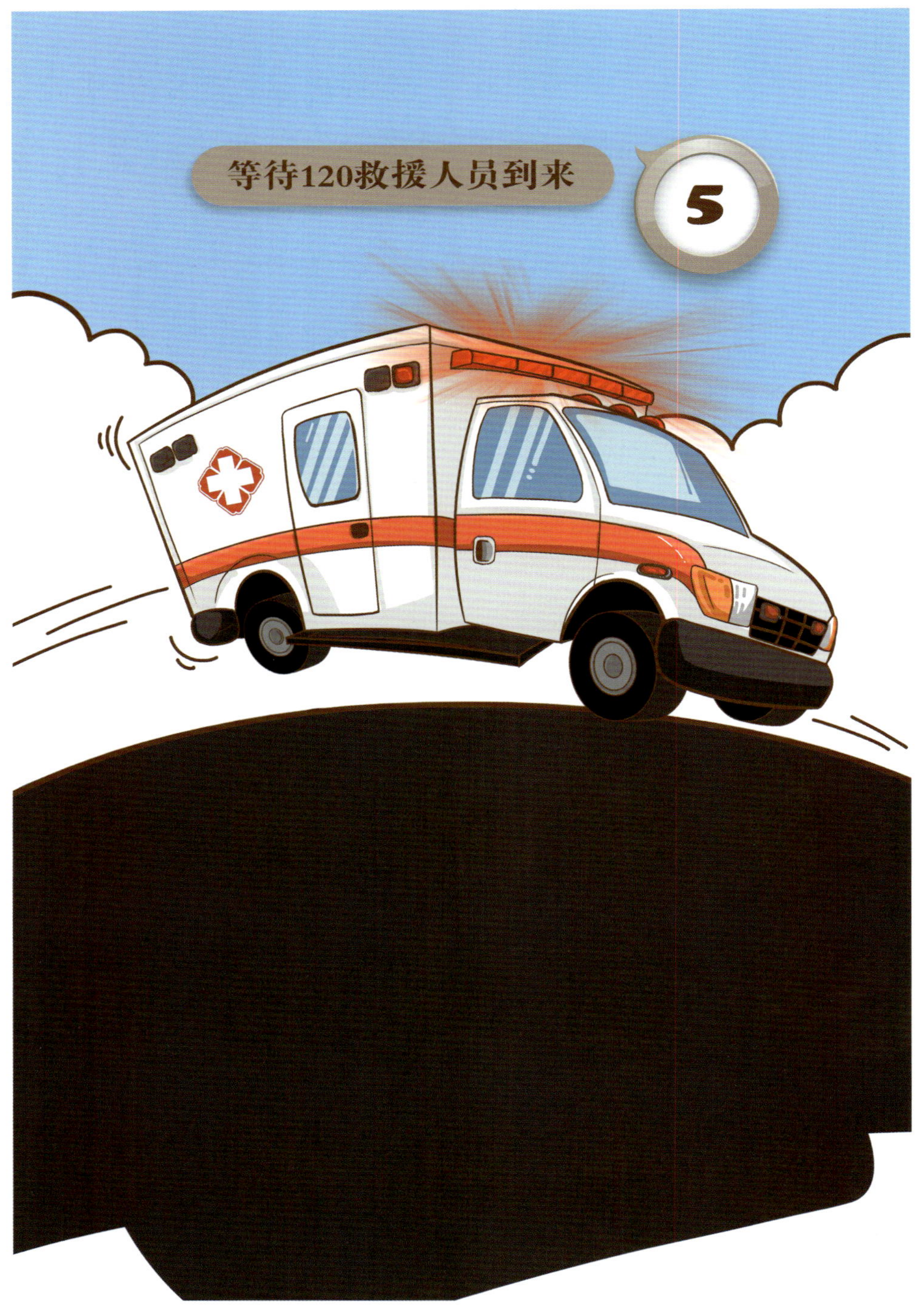
等待120救援人员到来
5

注意：

（1）第一时间拨打“120”急救电话，并积极求助。讲清患者的详细地址，如“××区××路×楼×号×室”。

（2）以上内容仅针对未经心肺复苏专业培训的人员，经过专业培训的人员及医护人员应按照培训要求进行专业心肺复苏。

（3）若有除颤仪，应先除颤后胸外按压；若周围有多人，则可让一人拨打“120”，另一人尽快进行胸外按压。

（注：以上内容基于《2015年美国心脏学会心肺复苏与心血管急救指南》编写而成）

图书在版编目(CIP)数据

专家图解冠心病/石少虎,刘巍主编.—济南:
山东大学出版社,2019.1
ISBN 978-7-5607-6293-7

Ⅰ.①专… Ⅱ.①石… ②刘… Ⅲ.①冠心病—防治
—图解 Ⅳ.①R541.4-64

中国版本图书馆CIP数据核字(2019)第019126号

责任编辑:李昭辉
插图设计:赵　静
封面设计:张　荔

出版发行:山东大学出版社
　　社　址　山东省济南市山大南路20号
　　邮　编　250100
　　电　话　市场部(0531)88363008
经　　销:新华书店
印　　刷:济南华林彩印有限公司
规　　格:720毫米×1000毫米　1/16
　　10.75印张　68千字
版　　次:2019年1月第1版
印　　次:2019年1月第1次印刷
定　　价:50.00元
